MASSAGE
for common ailments

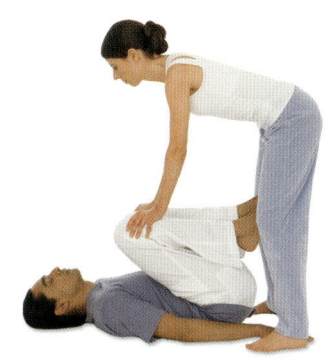

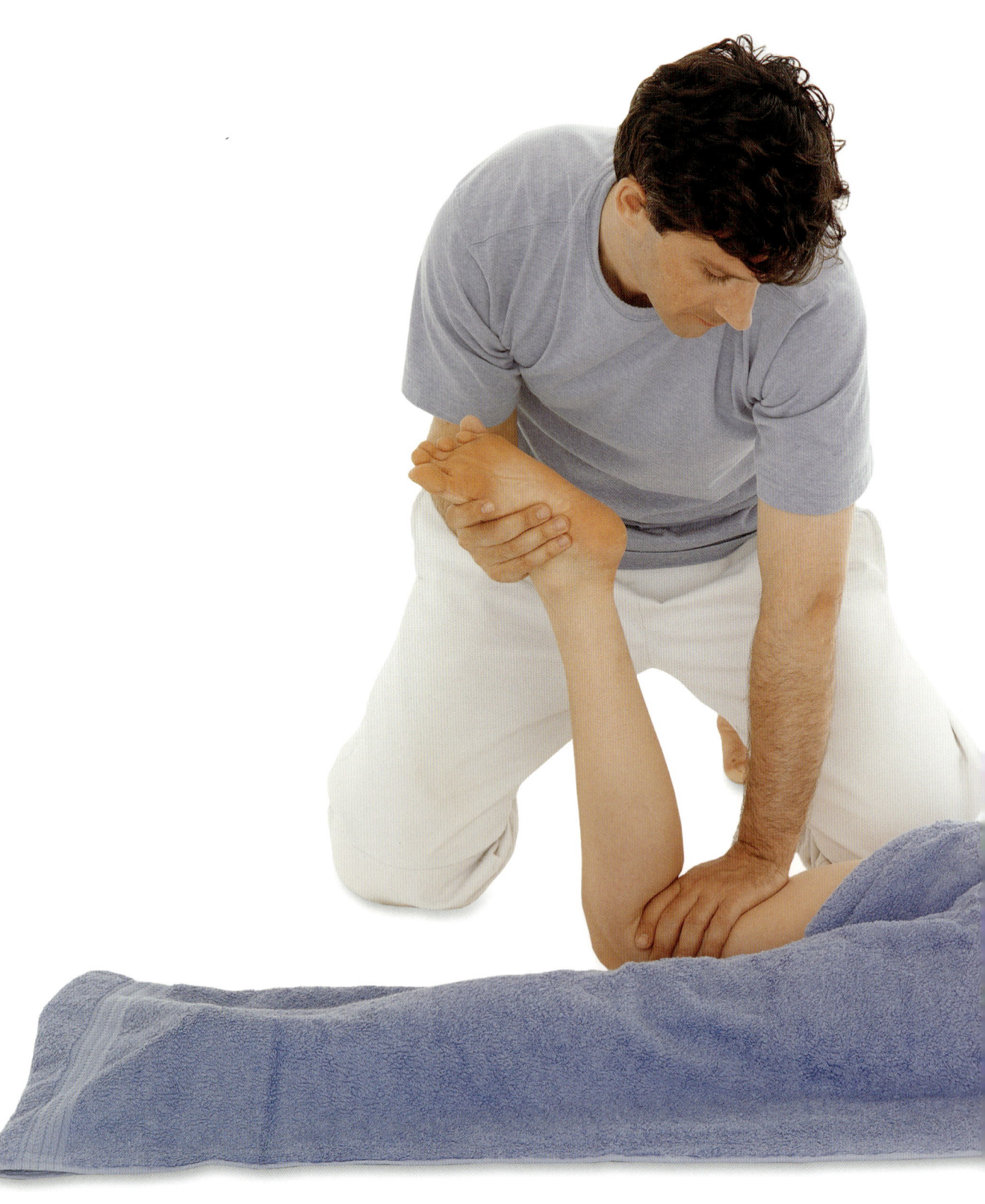

マッサージ治療法

軽い症状を取る『マッサージセラピー』の
リニューアル版

新装普及版

サラ・トーマス 著
越智 由香 訳

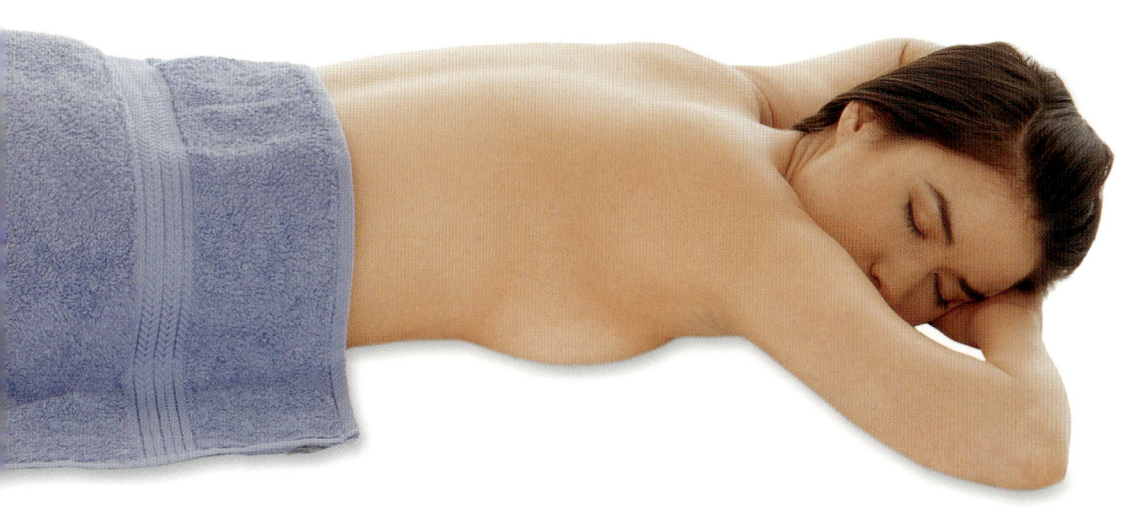

A GAIA ORIGINAL

ガイア・ブックスの本は、
"自給自足に生きる地球"というガイアの視点を重んじ、
読者の皆さまが個人と地球のより良い調和の中で暮らす
ためのお手伝いをします。

Written by Sara Thomas
with Jane Downer and Chris Jarmey
of the Shiatu School of Natural Therapy, London

First published in the United Kingdom
in 1989 by
Sidwick & Jacson Limited

Copyright © 1989 and 1992 Gaia Books Limited

All rights reserved including the right of reproduction in
whole in part in any form.

本書の使い方

　本書ではマッサージと指圧を紹介します。これらは2つの異なった療法ですが、部分的に共通しています。指圧という小見出しのある部分を除き、手当てのための一連の動作はすべてマッサージの手法に基づいています。それぞれの療法を単独で、あるいは組み合わせて用いることで治癒を促すことができます。

　手当てを始める前に、『基本ストローク』（p22-27参照）と『マッサージをしてはいけない場合』（p93参照）をよくお読み下さい。

　本書の中心部分である『よくある不調』（p28-89）では、頭から始まり最後は足へと身体の部位ごとに章を分けて解説しています。p30-31の図には様々な不調が身体のどこに生じるかを示しました。

　注意　症状について疑問がある場合には、必ず医師の診察を受けて下さい。また文中の注意事項を守って下さい。

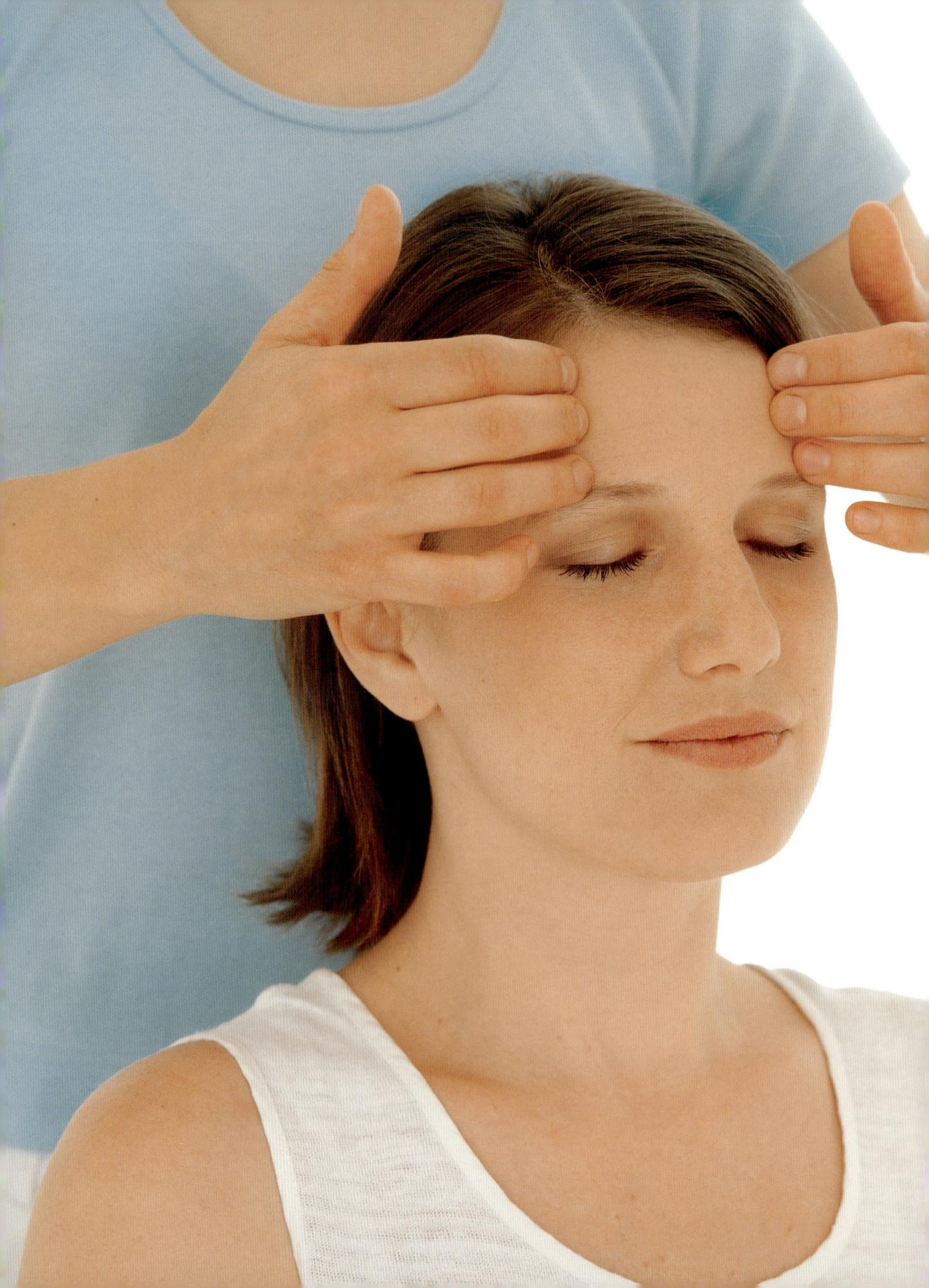

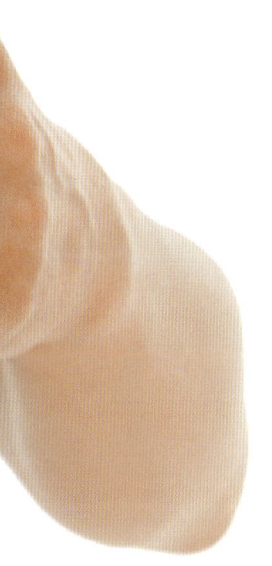

病める人を慰め、癒すため
愛と優しさを表すため
子供をなだめ、くすぐるため
好意を伝える手段として手を使うことは
人類の歴史が始まって以来変わっていない
　　　　　　　　　　　　　バーナード・ガンター

手で触れることは身体の生命力に影響を及ぼしている
　　　　　　　　　　　　　ジェローム・リス

素朴な触れあいをもつことは
生き物が生きていくために
自然に備え持った強化作用の働きを可能にし
同時にそれを体験することになる
　　　　　　　　　　　　　チャールズ・ブルックス

目次

はじめに 10

マッサージを始める前に 16
    準備を整える
    精神の集中と「仙骨のチャクラ」
    オイル・マッサージの前に大切なポイント
    アロマセラピー・エッセンス

22   **基本ストローク**
    軽く滑らせるようなストローク－**軽擦法**
    中くらいの強さで揉むストローク－**揉捏法**
    組織の深部へ働きかけるストローク－**圧迫法、**
    摩擦法
    打楽器を演奏するようなストローク－**叩打法**
    指圧の基本テクニック

よくある不調 28
    どこが痛いのでしょう？

32   **全身のマッサージ**
    不眠、疲労、不安、抑うつ
    繋ぎあわせる

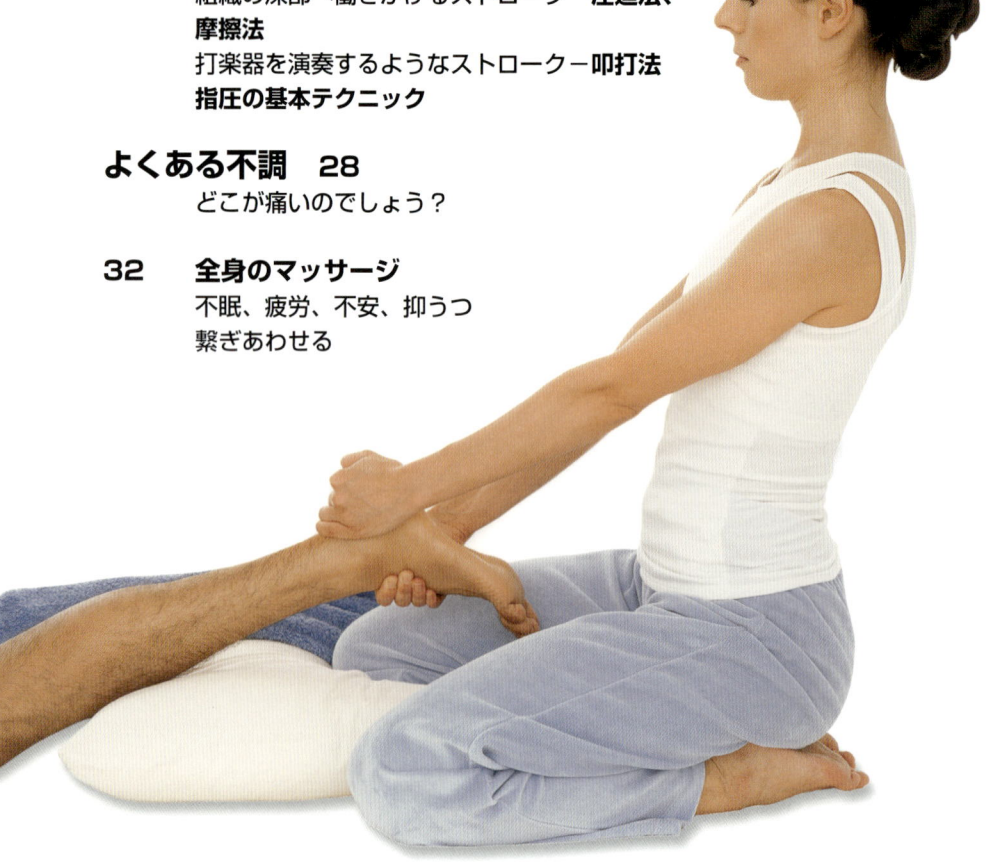

44	**頭のマッサージ** 頭痛 副鼻腔のうっ血 風邪	84	**脚と足のマッサージ** けいれん 膝痛、関節炎、捻挫と筋違い 脚の痛み：指圧 足痛、捻挫と筋違い、関節炎
52	**首、肩、上背部のマッサージ** 首の凝り、関節炎、筋違い 上背部と肩の凝りと痛み	90	[重要事項] **捻挫と筋違い** 湿布
60	**胸のマッサージ** 胸部のうっ血 胸のトラブルのための 呼吸エクササイズ 咳、気管支炎、喘息	92	[重要事項] **関節炎**
		93	[重要事項] **マッサージをしては いけない場合**
64	**腕と手のマッサージ** テニス肘、けいれん、筋違い 手と手首のトラブル	94	**索引**
68	**上腹部と下腹部のマッサージ** 消化不良と悪心 便秘と鼓腸 月経痛		
74	**中背部と下背部（腰）のマッサージ** 中背部の痛み 下背部の痛み（腰痛） 坐骨神経痛 股関節部の痛み 中背部と下背部の痛みのための エクササイズ		

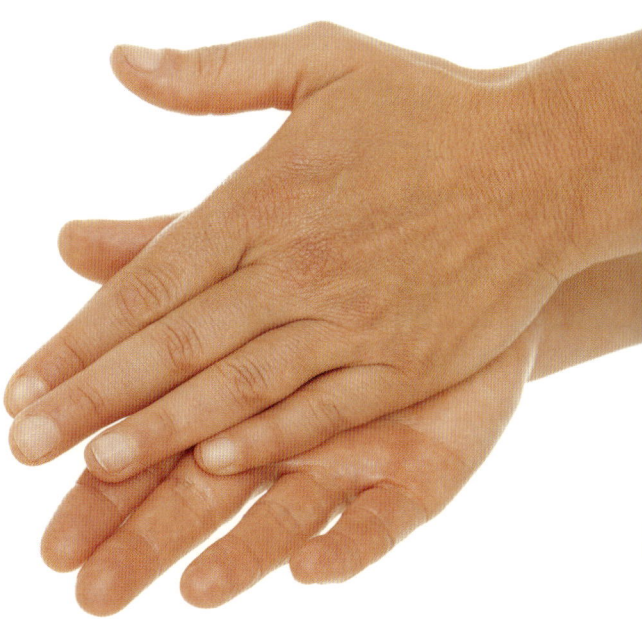

はじめに

　人類の歴史始まって以来、私たちは手を使って互いに安らぎと癒しを与えあってきました。触ることは他者と交わることであり、思いやりを伝えることであり、孤独ではないと安心させることであり、生きている実感とかけがえのない自分の存在を確認することです。それはコミュニケーションの簡単な手段で、誰もが自然に行っていることなのです。ほんの少しやる気になれば、私達はこの自然に備わった才能を創造的な癒しの技術に変えることができるのですが、そのためにはマッサージの基本ストロークや技術を身につけて、触るというコミュニケーションの表現の幅を広げることが必要です。

　私たちの触覚は皮膚によって認識されます。皮膚は身体の中で最も面積が広く、最も敏感な器官です。胎芽（受精後8週未満の胚）が成長する過程で、皮膚は神経系と同じ細胞の層から分裂してできるため、神経系が身体の表面に出ている部分であるととらえることもできます。実際に皮膚は、様々な種類の膨大な数の信号を受信して認識し、多様な反応を行っているのです。また、触覚は胎芽の中で最初に機能しはじめる感覚です。

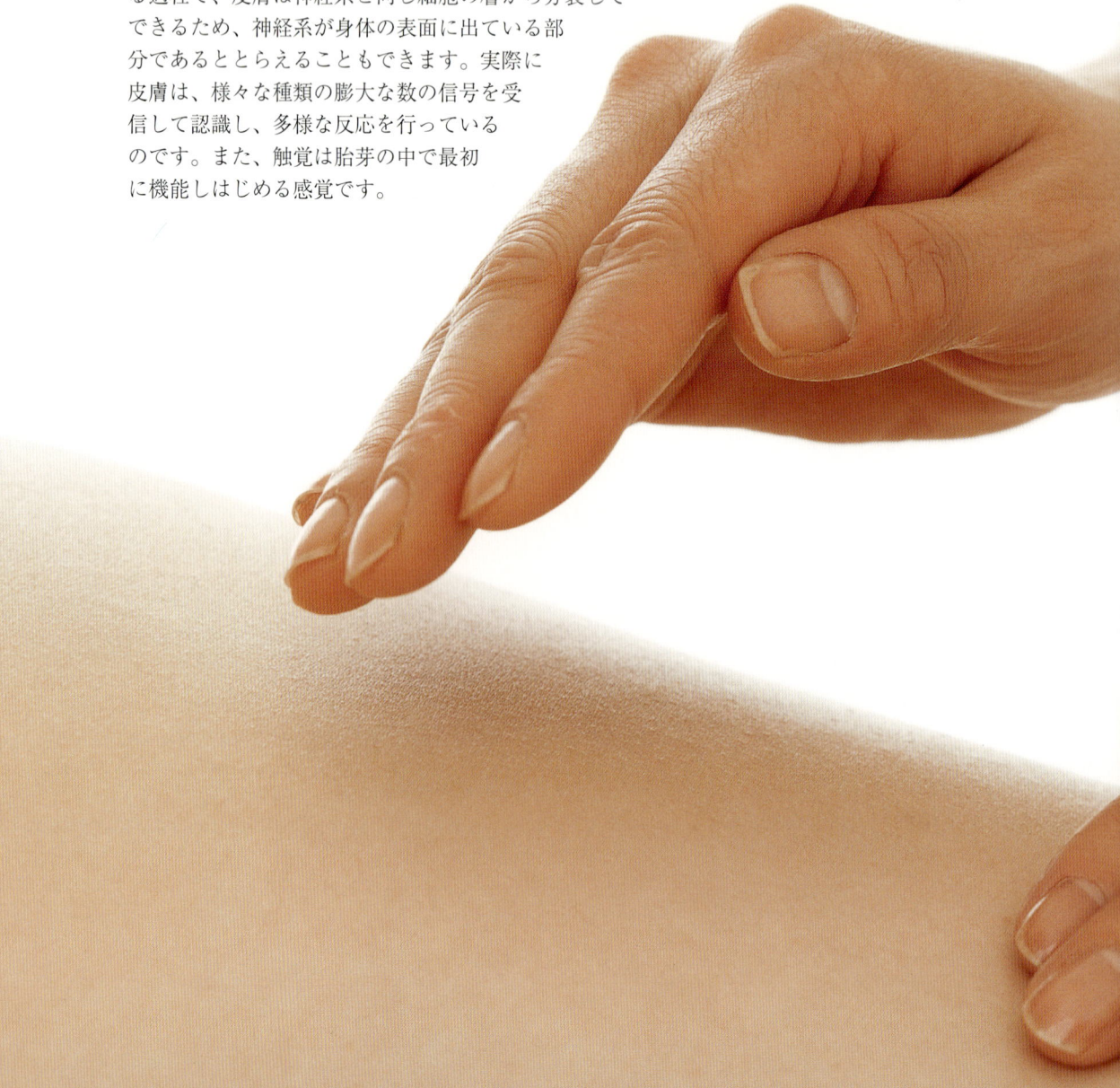

マッサージの有用性

　触れるときにどんな心の持ち方をしているかによって、もたらされる結果は全く違ってきます。私たちが誰かの身体に手を置くときに思いやりや好意を持っていると微妙な変化がたくさん起こります。そっと手で支え、さすったり、優しさといたわりをこめて触ることは、肉体と精神の両方に変化をもたらします。

　1920年代にフィラデルフィアで解剖学者フレデリック・ハメットが、また別のアメリカ人研究者たちが1950年代と1960年代に行った実験では、ラットを用いて触ることの影響を調べました。ラットの一部は常に手で触れられて撫でられたのに対して、残りのラットは何もされませんでした。規則的に触られたラットはそうでなかったラットに比べて成長が速く、病気に対する免疫力や繁殖力も高く、ストレスに強いということがわかりました。また、これもよく知られていることですが、乳幼児にとって抱きしめられたり優しく触れられることは、食物や清潔といった必須条件以上に命にとって非常に重要なのです。1910年から1935年の間にアメリカで乳児院の赤ちゃんを対象とした研究がチェービン、ノックス、J．ブレンヌマンの3人の医師によって実施されました。それによると、触覚の刺激があまりにも少なかった結果として、多くの赤ちゃんが幼児期に死亡し、生存した他の赤ちゃんも障害の兆候が明らかで、身体面でも情緒面でも発育不良がみられました。

　生理学的に見て、いたわるように触ることとマッサージすることは、私たちの身体の血液とリンパ液の流れを良くします。他にも血圧と心拍数を下げ、神経を鎮めて緊張を和らげ、リラックス感と幸福感をもたらしてくれます。マッサージはエンドルフィン（「体内で産出されるモルヒネ」の意）── 天然の鎮痛剤として機能する脳内化学物質 ── の産出を助けているのではないかと言われています。エンドルフィンの一種であるエンケファリンには、痛みを和らげ、多幸感に似た精神状態を作り出す働きがあります。

　栄養を与えられ、世話をしてもらい、癒しを与えてくれるような触れ合いに身を任せるという体験は、私たちの自尊心を肯定し、相手を信頼させ、心を開かせてく

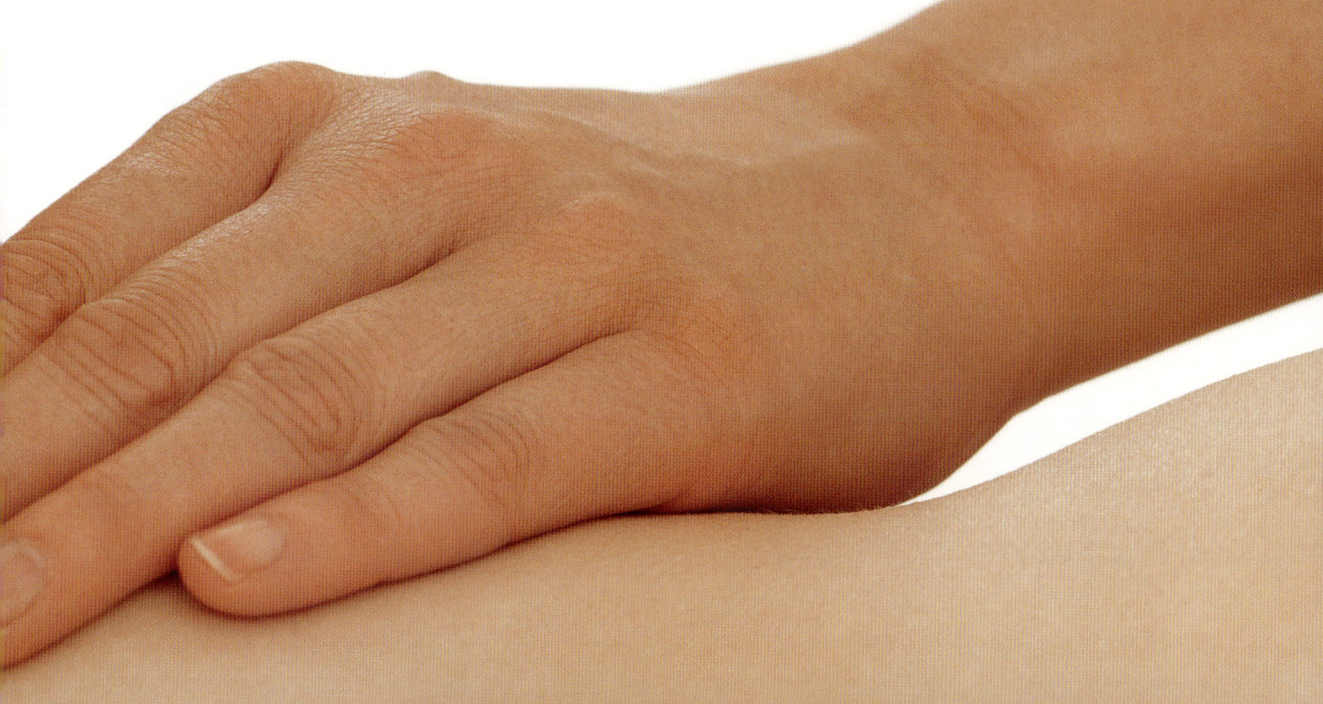

れます。そして、緊張した筋肉がリラックスするにつれて、塞いだ感情を解き放っていくのを促進することもあります。触ることは、私たちがかけがえのない存在であることを感じさせ、心を穏やかにさせ、私たちの身体全体と存在そのものについてより強く意識させてくれるのです。

しかも恩恵を得るのは触られる側だけではないのです。マッサージをする側も得るものがたくさんあります。肉体的な接触を持つことに喜びがありますし、筋肉や骨やその他の組織を感じとれるようになってくると、身体の輪郭とその波動を感じることに喜びが生まれます。身体のことを知っていくことや、様々な緊張やエネルギーを感じとること、誰かをいたわり助けることができると実感することは楽しいものです。また、筋肉がリラックスしていくのを感じたり、あなたが気遣うことや身体に触れることが相手に備わった自然治癒プロセスを刺激するのに役立つことがあると気付くことで、自分が行ったマッサージの効果を実感することにも喜びがあります。マッサージを施す側と受ける側の間の相互作用が双方に同じような状態 ── 瞑想と非常に良く似た状態 ── を誘発することがよくあります。

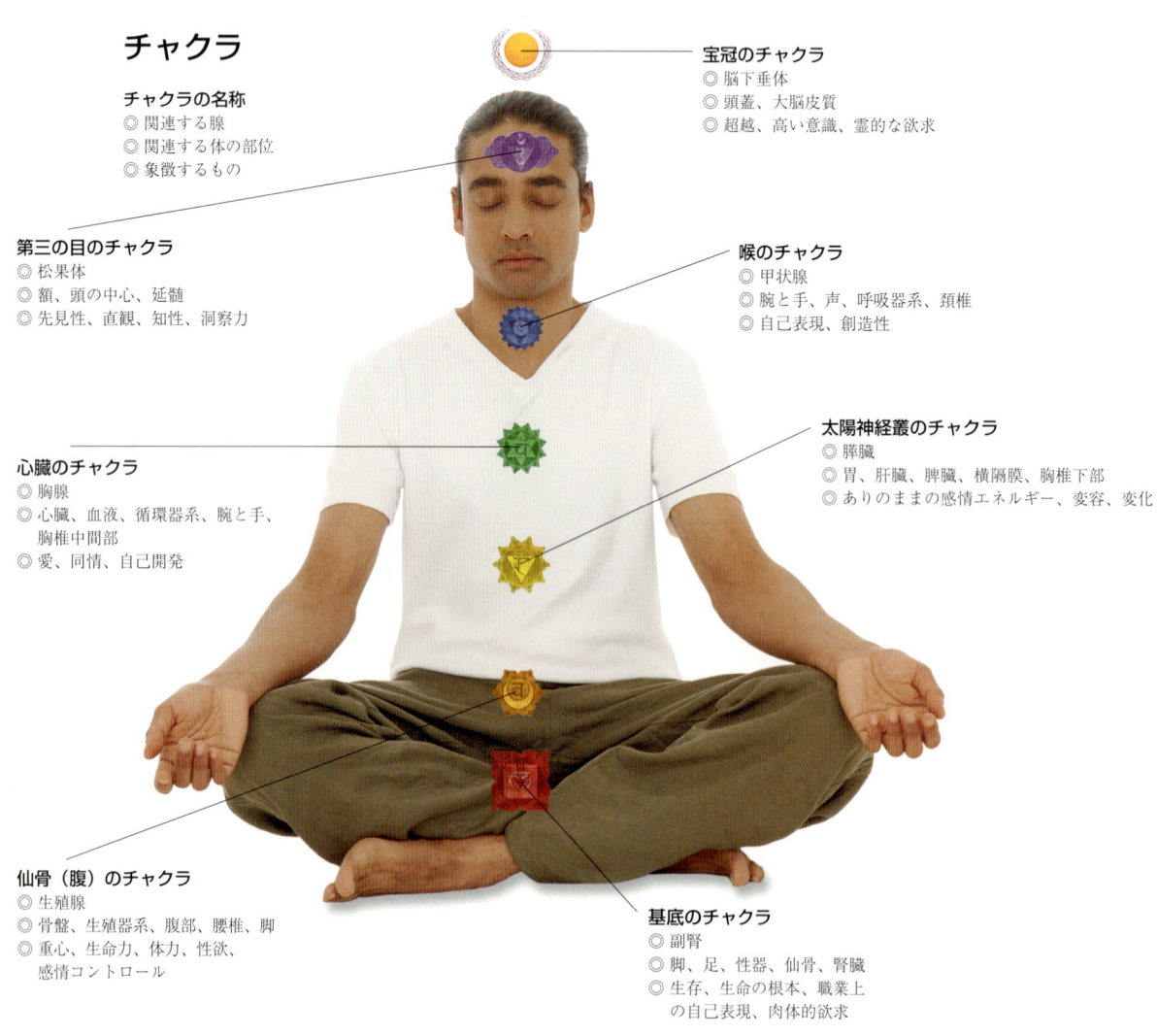

チャクラ

チャクラの名称
◎ 関連する腺
◎ 関連する体の部位
◎ 象徴するもの

宝冠のチャクラ
◎ 脳下垂体
◎ 頭蓋、大脳皮質
◎ 超越、高い意識、霊的な欲求

第三の目のチャクラ
◎ 松果体
◎ 額、頭の中心、延髄
◎ 先見性、直観、知性、洞察力

喉のチャクラ
◎ 甲状腺
◎ 腕と手、声、呼吸器系、頚椎
◎ 自己表現、創造性

心臓のチャクラ
◎ 胸腺
◎ 心臓、血液、循環器系、腕と手、胸椎中間部
◎ 愛、同情、自己開発

太陽神経叢のチャクラ
◎ 膵臓
◎ 胃、肝臓、脾臓、横隔膜、胸椎下部
◎ ありのままの感情エネルギー、変容、変化

仙骨(腹)のチャクラ
◎ 生殖腺
◎ 骨盤、生殖器系、腹部、腰椎、脚
◎ 重心、生命力、体力、性欲、感情コントロール

基底のチャクラ
◎ 副腎
◎ 脚、足、性器、仙骨、腎臓
◎ 生存、生命の根本、職業上の自己表現、肉体的欲求

生命エネルギーの流れのバランスを保つ

　全体の調和は肉体や精神や感情にまさる大切なことです。全体の調和にこそ健康があるのです。どのような癒しのタッチ技術を用いるにしても、あなたはただ物理的な身体の手当てをしているのではなく、その人の「微妙な」身体にも影響を与え、エネルギーの流れのバランスを回復させていることになるのです。この微妙な身体には、「オーラ」というエネルギーの場がその内部や周囲にあり、また、生命力という微妙なエネルギーの中心点があり、「チャクラ」として知られています。オーラは、体から皮膚の表面を通して発せられている微妙な生命エネルギーが相互に交じり合う場でできており、常に動いています。そのオーラの中に、身体の中心線に沿って7つの主要な「チャクラ」があり、物理的な身体と微妙な身体との間で生命エネルギーを中継する働きをしています。「チャクラ」という言葉はサンスクリット語で輪を意味し、これらを中心にエネルギーが回転していることを示します。7つのうち5つは脊柱にあり、2つは頭にあります。これらはそれぞれが身体の異なる部分──腺、臓器、神経叢、さらには私たちの心理的、霊的な成長といった部分──と関わりを持っています。練習を重ねればオーラや「チャクラ」のエネルギーを手で感じることができるようになります。

指圧を用いた癒し

　本書ではマッサージだけでなく指圧についても紹介することにしました。そうすることで、日常起こる身体の不調を治すための効果的な方法を、より幅広くご紹介するためです。
　指圧は東洋医学から生まれた治療法です。その言葉は文字どおり指の圧力を意味していますが、手や体の他の部分も用いられます。日本では、指圧は健康を増進し、痛みを緩和し、病気を予防するための簡単な療法として伝統的に行われてきました。身体は「気」と呼ばれる生命エネルギーが関連しあうことによって全体として機能している、という考え方が指圧のテクニックのベースになっています。「気」は全身に網目状にはりめぐらされた経絡と呼ばれる通路を流れているのですが、経絡のほとんどは皮膚の表面にあります。不快感、痛み、ストレスや病気は「気」のエネルギーが停滞したり、経絡を「閉塞」させたりして、内臓をエネルギー不足にしたり過剰にしたりすることによって引き起こされます。指圧では、経絡の上にある「ツボ」と呼ばれる点を押さえたり圧力を加えたりすることによって「気」のエネルギーを活性化して、自然にエネルギーバランスが回復するのを助けます。これが肉体に良い影響を及ぼし、痛みをとり病気の原因や症状を緩和するのに役立つのです。
　指圧は痛いものではありません。「ツボ」や経絡の中には敏感なところもありますが、静かにゆっくりと圧力を加えても良いため、常に気持ち良く感じるのです。指圧はコミュニケーションの一種ですから、相手に対してどのくらい心を開いて受け入れる意思があるかによってその効果は左右されます。

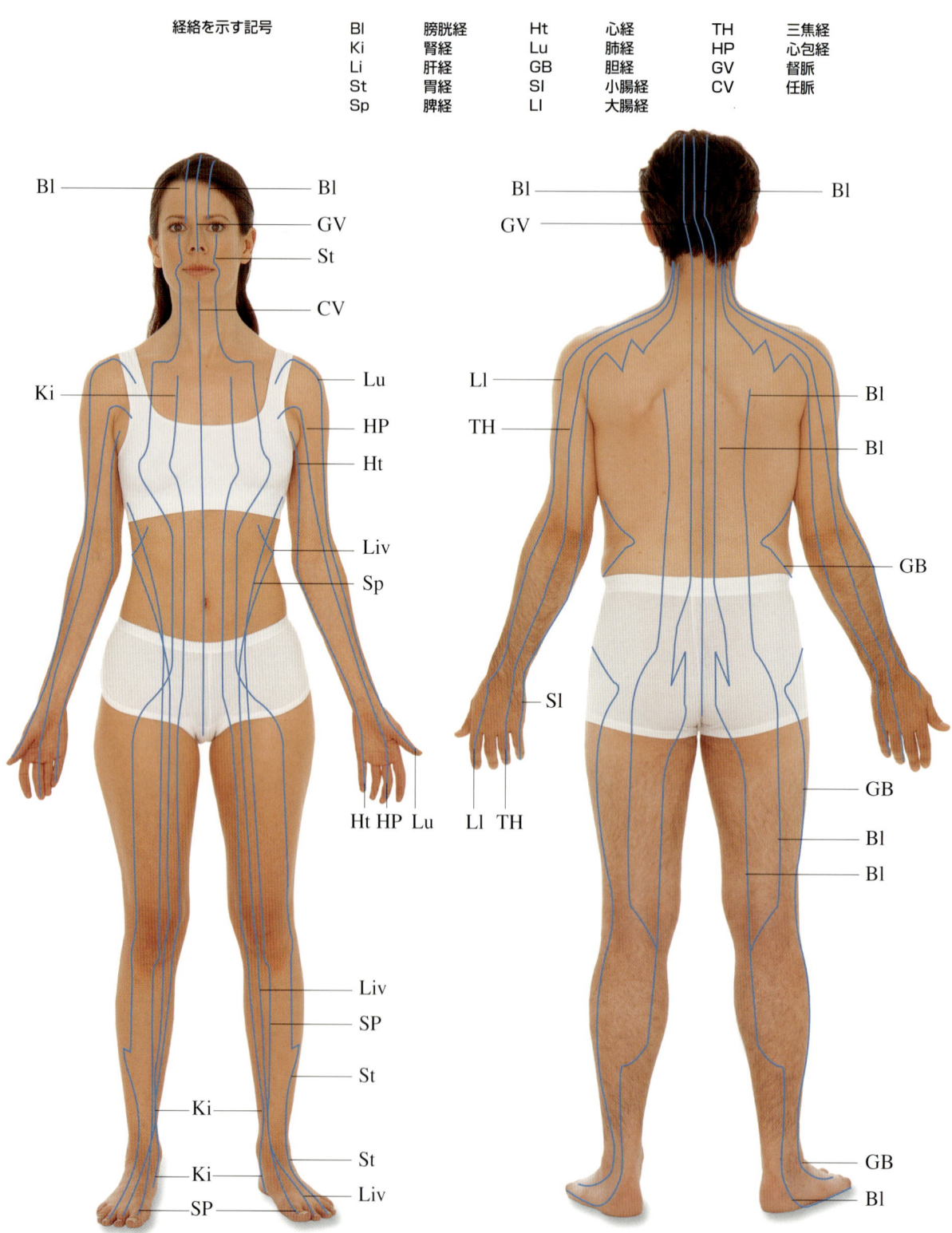

マッサージで身体の不調を予防し治療する

　すでに健康に恵まれているのならそれを維持する必要があります。触れることは治療したり回復を早めたりするためだけに用いられるのではなく、病気を防ぐ手段としても用いることができます。今日の「文明化された」社会では、努力することや、成果をあげること、社会の慣習に自分をあわせることに気をとられてしまいがちです。そのような中であなたは、過度に頭志向になり、身体との関わりを失ってしまいかねません。このことは現実との接触がなくなるということも意味しています。なぜなら、あなたが何を必要としているのか、どんな感情を抱いているのか、今現在あなたのまわりで何が起きているのかを教えてくれる感覚メッセージを、あなたは自分の身体を通して受け取っているからです。感覚メッセージが教えてくれることは、すべての身体の恒常性を保つ上で極めて重要な情報なのです。健康やバランスにとって最も良いことをあなたの身体に教えてくれるのです。真に健康になるためには、知識や概念が唯一の真実であると考えるのをやめ、あなたの全身があなたに与えてくれる情報に気づく必要があるのです。ゲシュタルト療法の創始者であるフリッツ・パールズが言ったように「頭で考えるのはやめて、身体で感じることを大切にしましょう」。
　マッサージは、再び自らの身体と関わり、身体が伝えたがっていることを確信するための一つの方法です。肉体的、精神的、感情的、霊的な面をもつ全人的な存在としての自分をもっと意識するようになったとき、あなたの身体は自分が本当に必要としているものを手に入れようと、より活発に反応しはじめることができるのです。健康的でバランスのとれた食生活をし、毎日運動をし、もっとのびのびと呼吸をすること、これらのことすべてを、自制心を必要とする気の進まない日課としてではなく、楽しいことや正しいことをしているのだという感覚で行うことができるようになるのです。
　しかしながら、誰でも時には病気になります。病気は、身体が自分自身を癒し、毒素を排出して体内のシステムを一掃しようとする試みの表れであることが多いのです。本書で紹介するのは、あなたや、家族、友人が日常よくある不調に陥ったときに、触ることを利用して身体に備わった自然治癒プロセスを促す方法です。魔法のような治療法を紹介するものではなく、様々ないたわりのタッチ・テクニックを用いて相手に温かさと励ましを伝え、回復を早める手助けをする方法について書かれています。多くの病気が日常生活のストレスや緊張が原因で起こっていることから、タッチ・セラピーは特に効果があります。触ることによって緊張を鎮めて落ち着かせ、身体にバランスをもたらすことができるからです。マッサージと指圧は、どちらも体に備わっている自然治癒エネルギーを利用し、さらにそれらを高めるために行われます。つまり、ストレスや努力といったこととは対照的に、自然に癒されていくような状態を作り出すのです。例えば不眠や疲労のように、不調が全身に及ぶような場合に用いる全身マッサージの方法を学ぶだけでなく、頭痛、腰痛、便秘やけいれんといった、より限定的な症状を手当てするストロークやテクニックも学ぶことができます。どうぞ本書を上手に利用してください。医師の真似をする必要はありません。あなたにできる部分だけをあなたが手当てし、手におえない部分は医師に相談して下さい。あなたの手には癒しの力が備わっているのです。どうぞそれを使って下さい。

マッサージをはじめる前に

　触れることによって誰かを助けるためには、相手を思いやり、その人のために時間を割いてあげようという気持ちになって、意識を完全に相手に集中させる必要があります。本当に意識が集中し、思いやりの心をもった人に10分間だけ触れてもらうことは、心ここにあらずで気が散った状態の人に1時間ただ機械的にマッサージしてもらうよりもはるかに効果があるといえるでしょう。

　そのためマッサージを始める前には精神を集中して望むことが大切です（p19参照）。少し練習をすれば、精神を集中することに慣れて、心を落ち着け、短時間で今この時、この場所に集中することができるようになります。集中を保つことによって、相手の身体が特別なタッチや動きを必要としている部分に、もっと十分に注意を払うことができるのです。

　マッサージや指圧を行っている間は、「大地と繋がる」ということも非常に重要です。これは、自分自身の身体やその動き、姿勢をよく意識して、身体の動きを単に肩や腕からでなく骨盤や「腹」（p19参照）から生じさせることを意味します。「腹」を使うということは、大地との関わりを利用して、大地からエネルギーを取り入れることなのです。そうすれば身体全体から力が湧き起こり、施術中の疲労を防ぐことになりますし、あなたの動きは美しくスムーズで無駄のないものとなり、より大きな効果をもたらすのです。

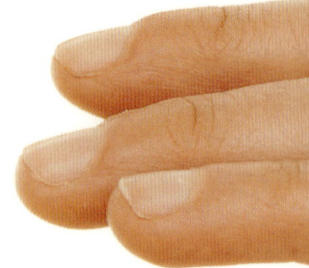

日常よくある不調を和らげるためにマッサージあるいは指圧を行うときは、理想通りではない状況や場所で臨機応変に対応しなければならないこともあります。しかし、不適当な環境であっても、癒しのタッチは喜ばしい効果をもたらすことができるのです。もっとも、前もって計画を立てれば、施術の場所を準備し、できる限り暖かく包み込むような環境を作り出すことができるでしょう。必要なものがすべてすぐ使えるように揃った居心地のよい場所にしつらえることはさほど難しいことではないはずです。

　環境が整ったところで、次に手当てを施す側と受ける側の両方に覚えておいていただきたい注意事項がいくつかあります。マッサージまたは指圧を行う時には、ゆったりした軽い服装を身につけましょう。部屋は暖かいので動きやすい服装がよいのです。腕時計やブレスレット、指輪をはずし、爪は短くして相手を傷つけないようにして下さい。また手をよく洗って下さい。マッサージをしている間中、あなたは手で感じているものに常に敏感でいなければなりません。余計なおしゃべりはしないで下さい。ただし、施術の力加減や不具合については必要に応じて確認しあうようにして下さい。指圧を受ける人は衣服を身につけたままですが、マッサージを受ける人は衣服をすべて脱ぎ、腕時計やアクセサリーをはずし、横になったら力を抜いて重力に身をまかせます。マッサージや指圧を受ける人の役割は完全に受け身というわけではありません。施術をする人のタッチや、それによってもたらされる感覚に注意を払い続けている必要があるのです。

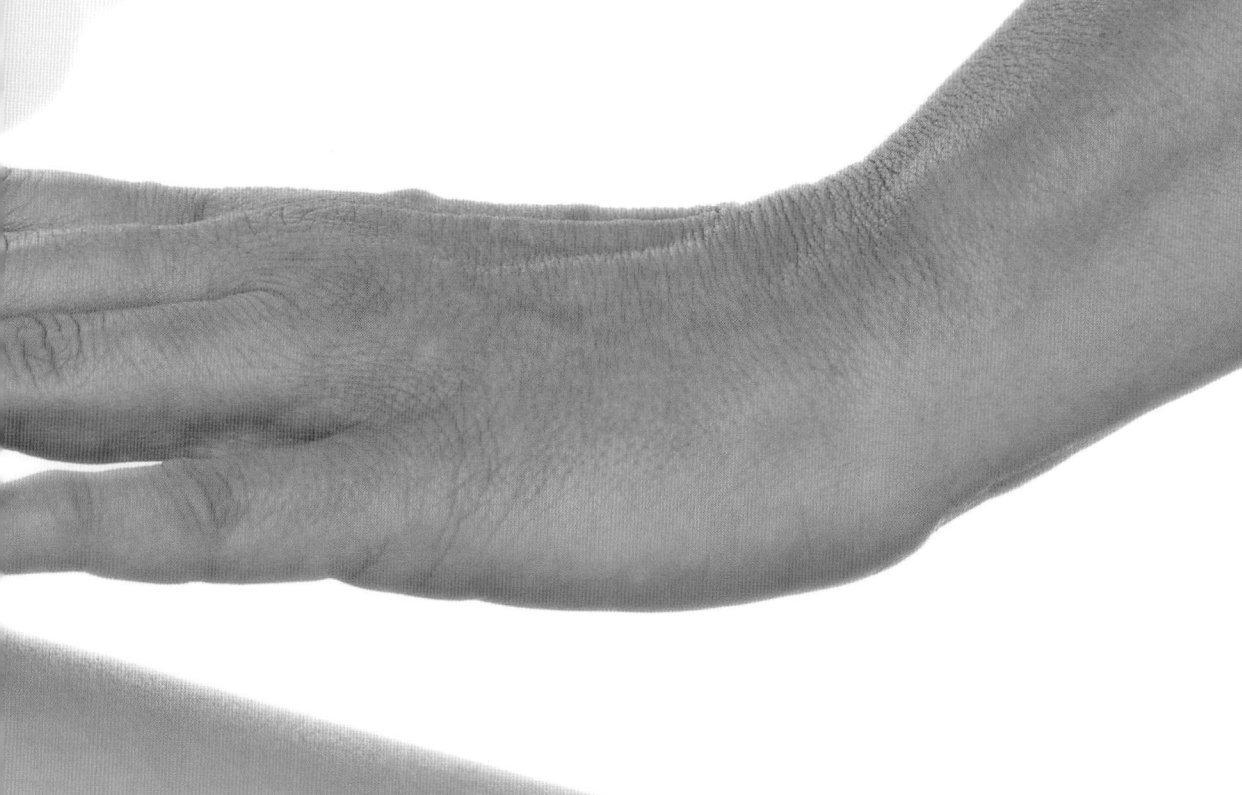

準備を整える

　マッサージや指圧を行いやすい環境を整えるには考慮すべき要素がいくつかあります。まず最初に部屋を暖かくする必要があります。部屋が寒いと筋肉が緊張するからです。オイルを使ったマッサージをする場合はこのことが特に重要です。手元にもう1台ヒーターを準備しましょう。また上質の小さなタオルと枕を用意しておくと、相手の体のいろいろな部分、例えばうつ伏せになった時の足首、腹部、胸の上側、仰向けになった時の膝などに当てがう必要があるときに便利です。指圧は常に床の上 ― シーツかタオルをかけた布団の上 ― で行います。これはマッサージをするのにも適しています。しかし床の上での施術がしにくければ、マッサージ専用の台は買う価値があります。普通のベッドを使うのは避けましょう。たいていの場合、柔らかすぎて高さもマッサージには向いていないのです。マッサージも指圧も共に、そのストロークやテクニックの多くを相手が椅子に座った状態で施術することができます。照明はごく弱くして下さい。私たちの目はまぶしい光りの下では十分にリラックスできないのです。施術の間は穏やかで控えめな音楽をBGMに流すことを好む人もいますし、静寂を好む人もいます。どんな場合にも、施術するあなたの気が散ることのないようにして下さい。最後に、大きな温かいタオルを用意し、マッサージの終わりに相手の体に優しく掛けてあげられるようにしましょう。指圧の場合は、毛布を掛けて相手を数分間リラックスさせてあげましょう。

持ち運び可能なマッサージ台

　市販の折畳式マッサージ台は床の上で施術しにくい人には便利です。中央の脚が交差しているタイプのものが最も安定しています。この図のように顔が来る位置に穴があいたものもあります。この穴は首の凝りがひどく、うつぶせになった時に首を回すのが難しい人のためのものです。台の高さは、腕を体の横につけて下ろしたときに手のひらがくる高さとほぼ同じにしましょう。

椅子を利用したマッサージ

　マッサージを受ける相手が床の上やマッサージ台の上に横になれない場合、普通の椅子を利用することができます。椅子に普通通りに座ってもらうと、首、頭、肩、手、膝、足をマッサージすることができます。あるいは、図のように馬乗りになって椅子の背に頭と腕を預けることもできます。この姿勢をとることで背中、肩、首を非常に効果的に治療することができます。

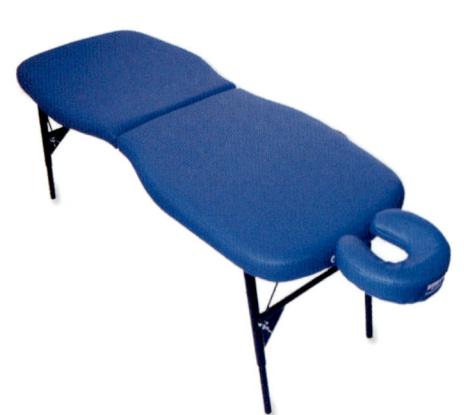

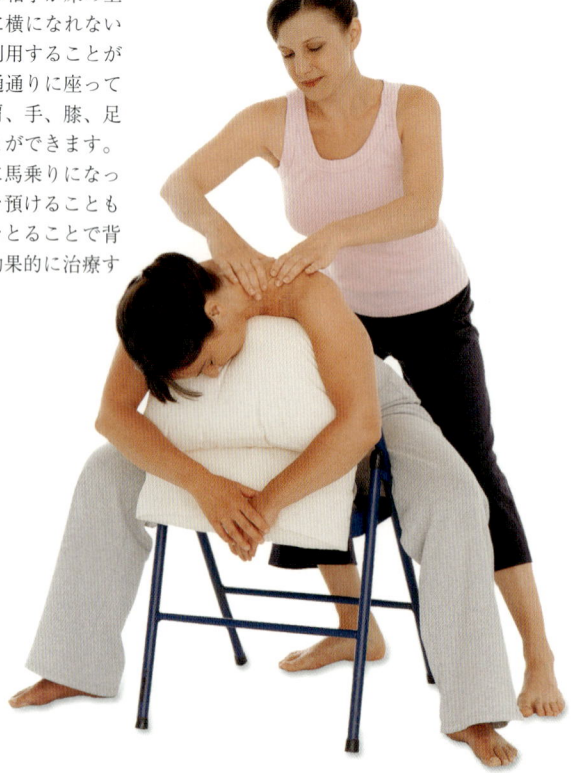

精神の集中と「仙骨（腹）のチャクラ」

　マッサージでも指圧でも精神を集中させ大地と繋がること、つまり今この時、この場所に精神を集中させ、意識することは非常に重要です。なぜなら、そうすることが、相手に触れることによって癒したり助けたりしようとする時に、最大の力を発揮させてくれるからです。「仙骨のチャクラ」（p12参照）は腹部の臍下だいたい2.5センチ位の場所にあり、身体の重心であると同時に体力と生命力の中心でもあります。「仙骨のチャクラ」は脚に繋がっており、あなたと大地との繋がりとも関係しています。大地はあなたに安定性をもたらしているのです。そのため、「仙骨のチャクラ」を意識してマッサージすることとマッサージの際にここを中心に体を動かすことが大切なのです。この部分からエネルギーを発することで全身を使って動くことになり、疲労を防止し、より効果的に施術することができるのです。次に説明する瞑想とエクササイズは「仙骨のチャクラ」に精神を集中するのに役立ちます。事情の許す限り、マッサージを行う前に毎回行うと良いでしょう。

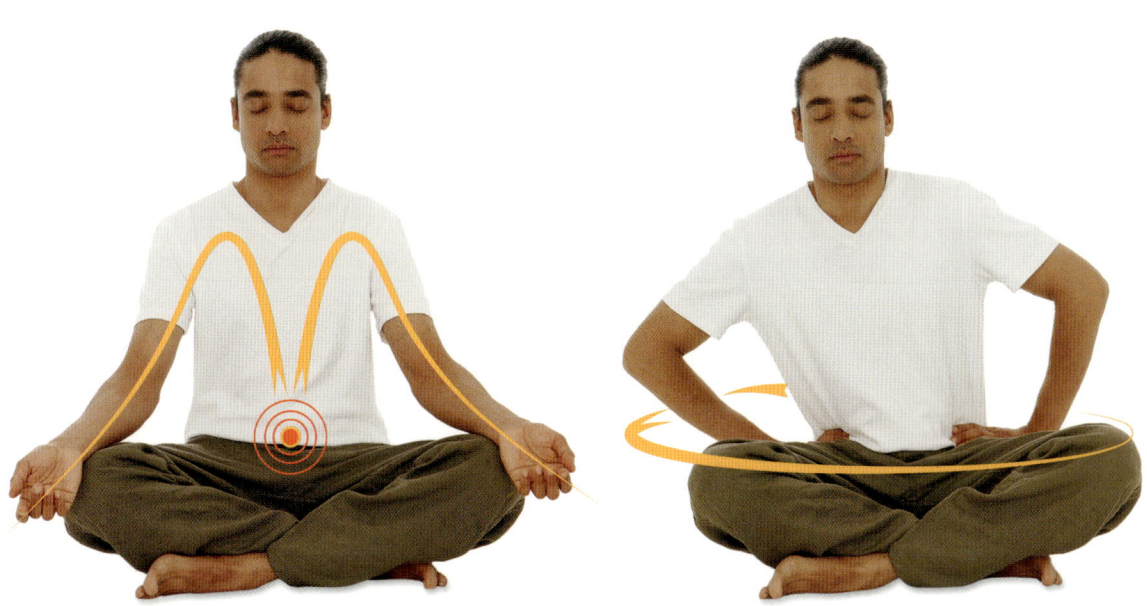

精神を集中し大地と繋がるための瞑想

　ひざまずくか楽な姿勢で座ります。目を閉じて内なる自分を意識し、脚、足、臀部そしてそれらが床面と接している部分を意識しましょう。脚と骨盤があなたの身体の堅固な土台であると感じるようにして下さい。そしてそこから背骨が徐々に上に伸びていると感じて下さい。次に胴体、肩、腕と手を意識し、緊張している部分があればリラックスさせましょう。それからゆっくりと意識を首と頭へ移動します。目のまわりや顎に緊張があればそれを解き放つようにします。次に意識を呼吸に移し、浜辺で波が打ち寄せているように、息が吸い込まれては吐き出される様子を観察します。息を吸い込む時には息が腹の底までより深く届くようにし、光あるいはエネルギーが腹部を満たしているようなイメージを描きます。息を吐く時にはエネルギーが腕を伝わって手から抜けていくようにイメージします。実際にその時手に受ける感覚に注意してみましょう。

　数分たったら両手を軽く腰にあて、身体全体をゆっくりと骨盤を中心に回しはじめます。脚と骨盤が堅固な土台であるかのように意識し、背骨はまっすぐに、しかし硬直させないようにします。しばらく一方向へ回転したら、向きを変えます。最後に休憩して目を開きます。

オイル・マッサージの前に大切なポイント

　様々な種類のオイルをマッサージに用いることができますから、試してみてあなたに一番合うものを見つけて下さい。マッサージに使えるオイルには、ひまわり油、サフラワー油（紅花油）、アーモンド油などの植物油から、ベビー・オイルのような鉱物系のオイルまでいろいろありますし、マッサージ・オイルとしてブレンドされて売られているものもあります。香りを楽しみ、アロマセラピー・エッセンスのもつ治療効果を利用して、マッサージの効果をさらに高めたい場合には、エッセンス数滴を植物油に加えることができます（p21参照）。

　マッサージを始める際は、オイルを塗る前に、下記に示すような優しいタッチを用いてまず最初にあなたの手を相手の身体になじませます。オイルはすぐに全身に塗るのではなくて、手当てを行う部分にのみ塗るようにして下さい。オイルを塗るときは長くスムーズに滑るようなストローク（p23参照）を用います。このストロークは、オイルを皮膚に薄い膜のように塗り広げることができ、また皮膚を温め活性化する働きもします。オイルの量は多すぎないようにして下さい。ただし毛深い胸のような部分には少し多めに使います。

　マッサージをしている間、相手の身体に手を近づけたり離したりする動作の仕方は非常に重要です。突然「飛び込む」と受け手はびっくりするでしょうし、同じように手をさっと離してしまうと調和が乱されてしまうでしょう。かといって、マッサージの間、常に接触を保っている必要はありません。タッチの途中で優しくそっと手を離すことは、注意深く行いさえすれば、音楽の一節の中の一時の静寂のような効果があります。

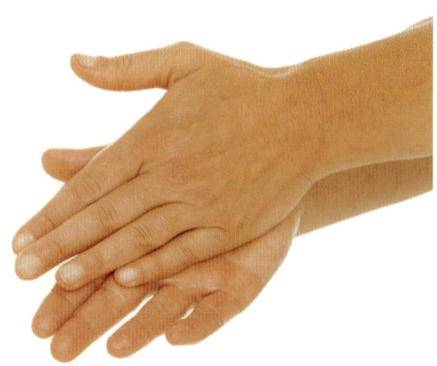

オイルを塗る
　オイルを塗る準備ができたら、パートナーの身体にオイルを垂らさないように両手を相手の身体から十分に離し、片方の手のひらに少量のオイルをたらします。そして両手をこすりあわせてオイルを温めて両手にのばし（左図参照）、パートナーの身体にそっと近づけてオイルを塗り始めます。

手を身体になじませる
　精神を集中させ、両手をパートナー（施術を行う相手）の身体の部分、たとえば頭や背中など、の上にかざしてゆっくりと下におろし、しばらくその位置で軽く休ませます（右図参照）。パートナーの身体に手がなじんだと感じたら、両手をそっと持ち上げて身体から離し、オイルを塗る準備を始めます。

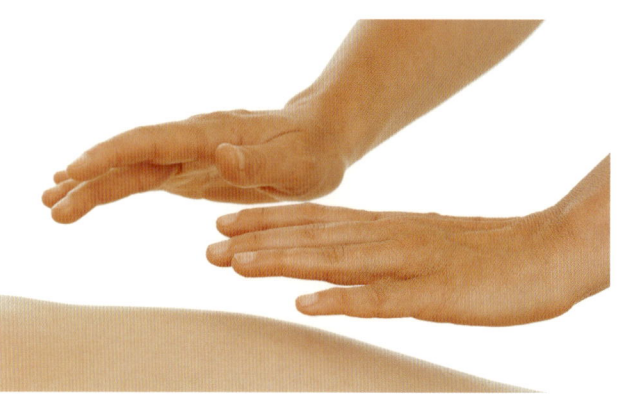

アロマセラピー・エッセンス

　これらのエッセンス（エッセンシャル・オイルとしても知られている）は身体に対して様々な治療効果をもつ植物や花、ハーブなどを蒸留して作られています。またエッセンスには様々な芳香があることでマッサージの効果を高め、より高い治療効果と心地よさをもたらしてくれます。これらのエッセンスには多くの異なった性質があります。気分に対する効果（抗うつ作用）から肉体に対する効果、例えば抗炎症作用や抗菌作用まで幅広い作用があります。アロマセラピー・エッセンスは非常に濃度が高いので、常にキャリア・オイルで薄めてから皮膚に塗る必要があります。エッセンスは皮膚から非常に急速に吸収され血流へと入っていきます。キャリア・オイルとして最も適しているのは、大豆、アーモンド、アボカドのような植物系の油です。植物油は時間が経つと酸化し異臭を発するようになるので極少量のオイルとエッセンスを混ぜるようにするのが賢明です。ティースプーン1杯（約5ml）の小麦胚芽オイルを加えると酸化防止剤の働きをします。本書では様々なエッセンスを取り上げ、症状別に用いる方法を紹介しています。

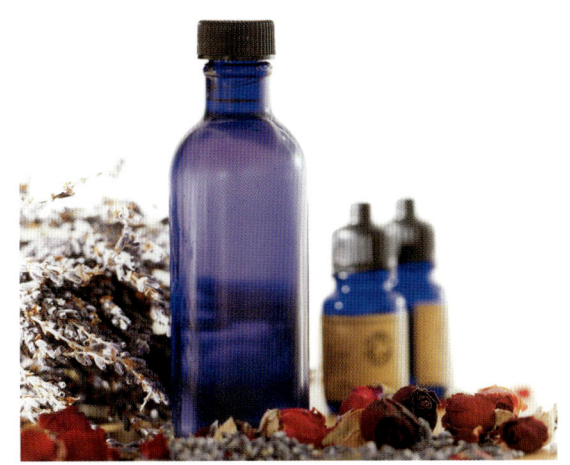

調合の目安
全身に　　：キャリア・オイル約30ml
　　　　　　にエッセンス5滴
部分的に　：キャリア・オイル約15ml
　　　　　　にエッセンス2、3滴
局部的に　：キャリア・オイル約5ml
　　　　　　にエッセンス1滴

アロマセラピー・エッセンスの種類

　アロマセラピー・エッセンスには沢山の種類があり、中には非常に高価なものもありますが、ここでは幅広い効果をもつベーシックな種類を選んで紹介しています。エッセンスに慣れてくるにしたがって少しずつコレクションに加えてみて下さい。

ベルガモット
作用：殺菌、抗うつ ―気分を高揚させ爽快にする
適応：抑うつ、気管支炎、喉の痛み、消化器系のトラブル

カモミール
作用：鎮静 ―心を静め、気分を爽快にし、リラックスさせる
適応：筋肉痛、頭痛、月経痛、炎症、ストレス、消化器系のトラブル

カルダモン
作用：殺菌、強壮 ―気分を爽快にする
適応：腸内のガスや消化器系のトラブルを和らげる、関節痛、悪心、頭痛、身体衰弱

ユーカリ
作用：殺菌 ―頭をすっきりさせ、刺激を与える
適応：咳、風邪、気管支炎、筋肉痛

フェンネル
作用：利尿、緩下、強壮
適応：腸内のガスや消化器系のトラブルを和らげる、仙痛（発作性の腹痛、さしこみ）、便秘、気管支炎

ラベンダー
作用：抗うつ、殺菌、鎮静 ―気分を爽快にし、リラックスさせる
適応：抑うつ、不眠、鼓腸、消化不良、喘息、気管支炎、月経痛、皮膚のトラブル

マージョラム
作用：鎮静、殺菌 ―体を温め強化する
適応：筋肉痛、消化器系のトラブル、関節痛、副鼻腔のうっ血

メリッサ
作用：抗うつ ―気分を高揚させ爽やかにする
適応：頭痛、偏頭痛、月経痛、高血圧（血圧降下）

ローズマリー
作用：殺菌 ―気分を爽やかにし刺激を与える
適応：頭痛、偏頭痛、風邪、気管支炎、筋肉痛

基本ストローク

マッサージではいろいろなストロークが使われますが、それらはすべて次の4つの主要グループのいずれかに分類されます。軽く滑らせるようなストロークの軽擦法、中くらいの強さで揉むストロークの揉捏法、組織の深い部分へ働きかけるように圧迫または摩擦を加える圧迫法と摩擦法、そして打楽器を演奏するように叩いたり打ったりするストロークの叩打法です。

これらをマスターすれば、状況に応じて様々な方法と組み合わせで活用し、自分なりのスタイルを確立することができるようになります。パートナーにマッサージのストロークを使う前に、自分の脚で練習してみましょう。そうすればマッサージを受けるとどのように感じるのか、どんな効果があるのか、感覚をつかむことができます。

始める前には、必ず暖かい場所で、楽な姿勢で腰掛けて、数分間精神を集中します（p19参照）。最初はゆっくりと手を動かして、意識を両手と、あなたがパートナーの身体から受けている感覚に注ぎます。手だけでなく全身を動きにあわせるようにして、動きが「腹」と骨盤から生み出されるようにします。練習を重ねて、手の動きにリズミカルな流れを作れるようになりましょう。また時には指圧の基本テクニックを試してみましょう（p27参照）。ここでは指圧を癒しの手段として用いる前に知っておくべき基本事項について紹介します。

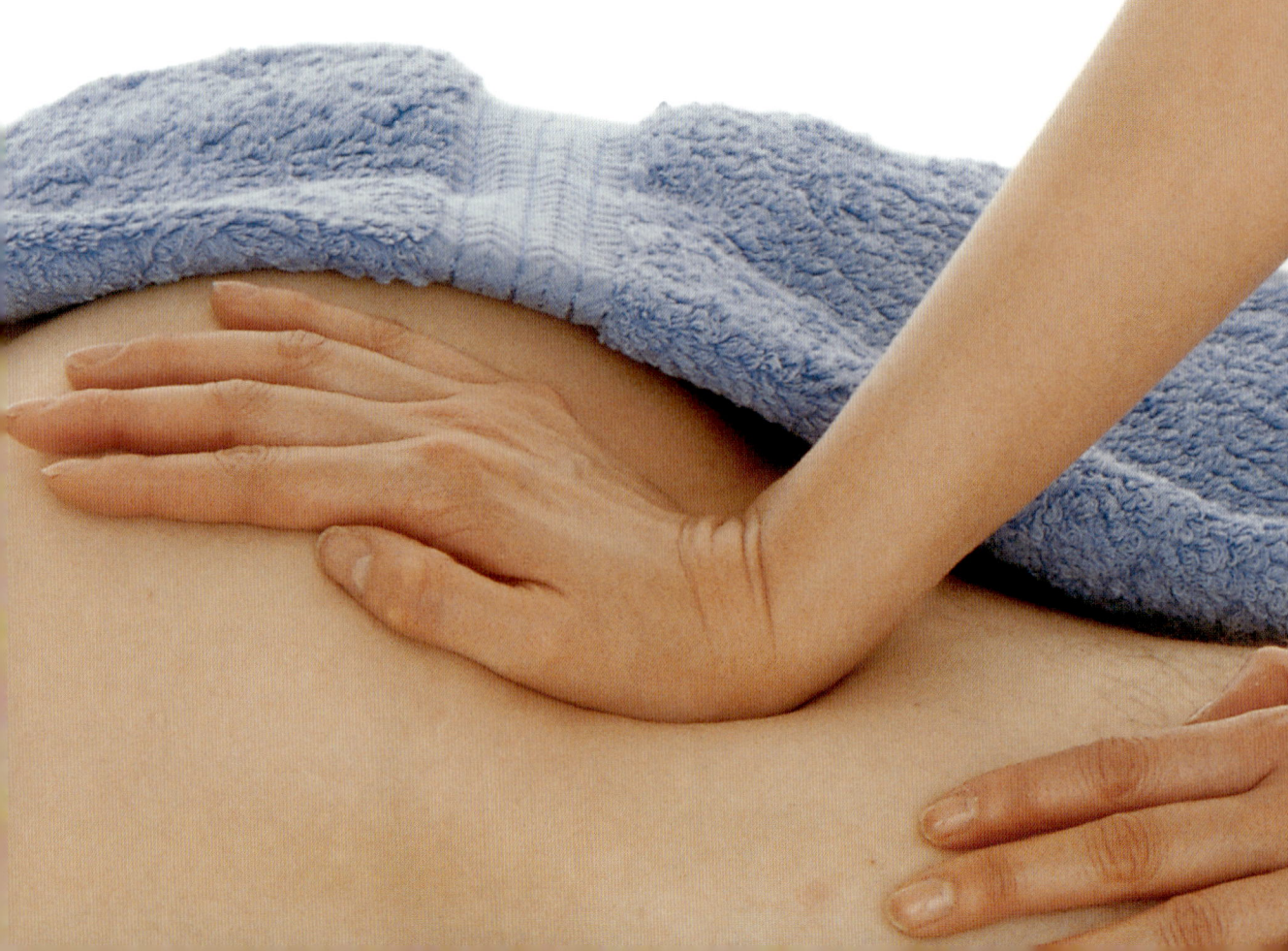

基本ストローク

軽く滑らせるようなストローク
軽擦法

長く軽く滑らせるような、羽で撫でるようなストロークは、マッサージの始めと終わりに使われます。始めに使うときには、パートナーの身体にあなたの手をなじませるのに使います。本格的にマッサージを行う前に、優しくオイルを塗りながらパートナーの身体を温め、エネルギーを送り込みます。軽擦法には軽いストロークから力を込めるものまでいろいろありますが、常にゆっくりと、手全体が流れるように、身体の輪郭をなぞるように動かします。マッサージの途中でいつでもこのストロークに戻ることができます。羽で撫でるようなストロークは長く軽く撫でながら相手を安心させるようなストロークで、身体全体を繋ぎあわせることができます —— マッサージし終わった身体の部位から手を離すときに適しています。

1 長いストロークでオイルを塗る

パートナーの身体のこれからマッサージしようとする部位にオイルをのばした手を置きます。両手を揃え、指はくっつけたままで、なめらかに手前からパートナーの身体の端の届くところまで滑らせていき、手を左右に流して、それぞれ腕や脚、あるいは胴体の脇から包み込むような感じでなぞり、手前に戻します。手を流れるように動かして最初の位置に戻し、これまでの動作を繰り返します。

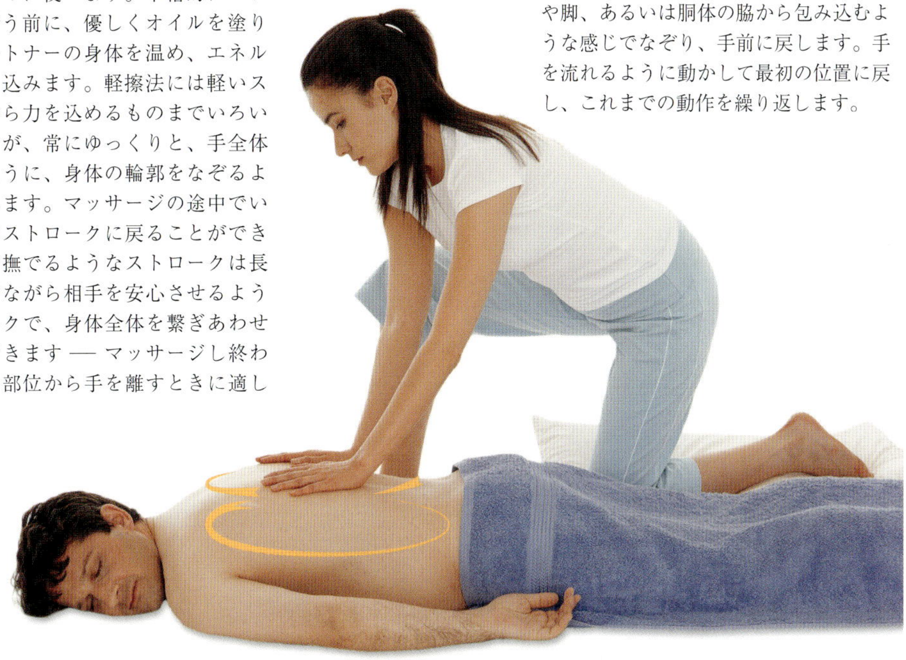

2 円を描くようなストローク

身体のすみずみまでオイルを塗り広げる場合や、より広い範囲をさすって手当てする場合は、両手を同時にあるいは交互に動かしてゆっくりと大きな円を描きます。パートナーの身体の形を確認しながらゆっくりリズミカルに動かしていきます。円を少しずつ重ならせながら緩やかならせんを描くようにします。

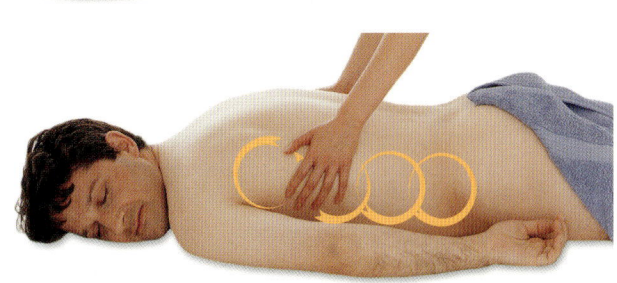

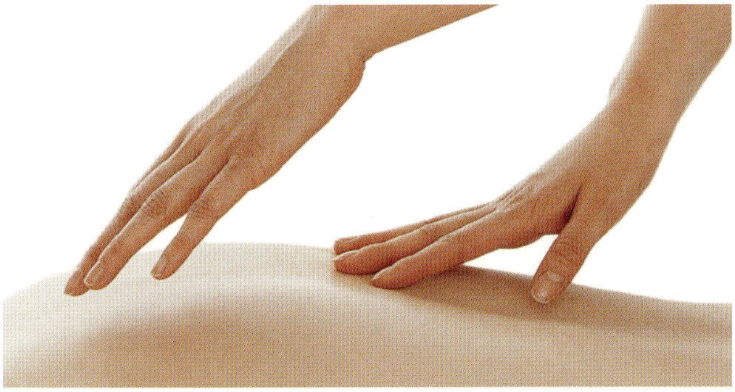

3 羽で撫でるようなストローク

手の力を抜いて、指先を使ってごく軽くブラシでなでるようにしながら、手を片方ずつ次々と手前に引き寄せなるようなストロークから始めます。それはまるで羽で優しく肌を愛撫するような感覚です。ある部分のマッサージを終えようとする時や、別のストロークに移る時に身体全体を繋ぎあわせるために使います。

中くらいの強さで揉むストローク
揉捏法

適度に強いストロークは筋肉の塊により直接的に働きかけます。時には円を描くように、時には前後に動かしながら、血液の循環を刺激するのに役立ちます。この動きは筋肉から老廃物をより速く排出させるのを助けています。またリラックスさせる効果もあります。かなり大胆に大きな動きでパートナーに向かいましょう。捏ねるように揉んだり、引っ張ったり、絞るように揉んだりする動きに続けて体を静かに揺らすようにします。肩や腕に力を入れるのではなく、骨盤から身体を動かすようにすれば、あなた自身は疲労が少なく、パートナーにとってはより効果的なマッサージを行うことができます。

1　捏ねるように揉む

手全体を使って強く握りながら円を描くような動作で、パートナーの肉の塊つまり筋肉を掴んで持ち上げます。揺するようなリズミカルな動きで両手を交互に動かします。ちょうどパン生地などを捏ねる動作とよく似ています。このストロークでは両方の手は常にパートナーの肌に触れたままにしておいてかまいません。

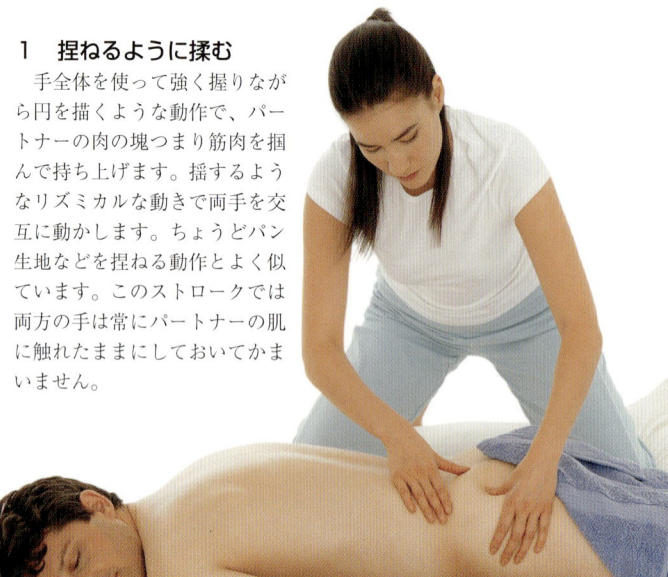

2　引っ張るように揉む

片方の手を右図のようにパートナーの胴体あるいは腕や脚の向こう側に回し、ゆっくりと上方向に引っ張ります。手を身体の曲線にそって動かしながら筋肉をしっかりと持ち上げてそっと手を放します。一方の手を放す前にもう一方の手でもう少し奥から引っ張り始めます。両手を流れるような動きで引っ張り、手が動いていくにつれて両手の動きの一部が重なりあうようにします。

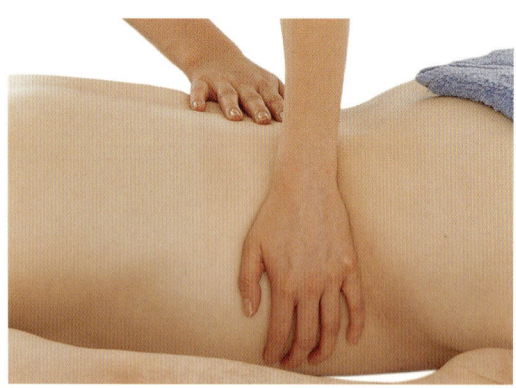

3　絞るように揉む

パートナーの脇に膝をついて、手のひらを窪ませてカップ状にした両手を右図のように腕または脚の上に置きます。一方の手の指を手前から向こう側へと滑らせ、もう一方の手のひらの付け根は手前側に来るようにします。両手を近づけたまま逆方向に動かします。規則的に前後に動かす動作を続けて、腕または脚の先から付け根へ、あるいはその逆方向に絞っていくように揉みます。

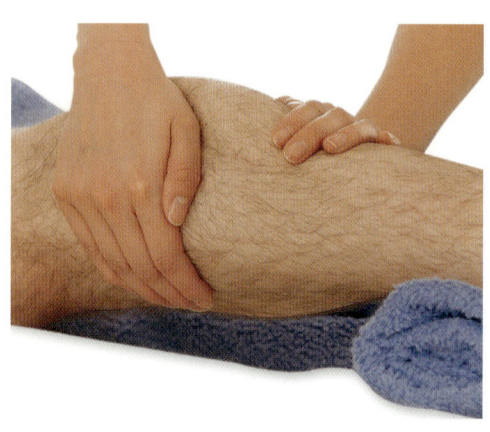

組織の深部へ働きかけるストローク
圧迫法、摩擦法

これらのストロークの目的は、筋肉のより深い層まで力を加え、腱や靭帯と骨がつながっている部分や関節のまわりに働きかけることです。摩擦法には親指とその他の指が最もよく使われます。皮膚の表面で円を描いたり撫でたりしているように見えますが、実際にはその下のもっと深い部分を押し下げ、直接圧力を加えています。手のひらの付け根を使ったストロークはより幅広く、組織の深い部分を刺激する動きで実に多くのパワーを持っています。しっかりかつゆっくりと常に意識を集中させて行って下さい。痛みの許容範囲を超えて続けないように注意して下さい。

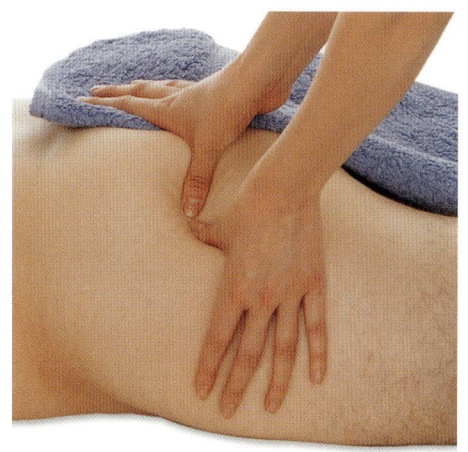

1　親指による圧迫

関節の端にある骨の隣の柔らかい組織に両手の親指を置きます。腕を伸ばしたまま腰からゆっくりと身を乗り出して、親指に徐々に体重がかかるようにします。そのまま押さえてから放し、少し親指の位置をずらして繰り返します。関節のまわりを一周するまで続けて下さい。

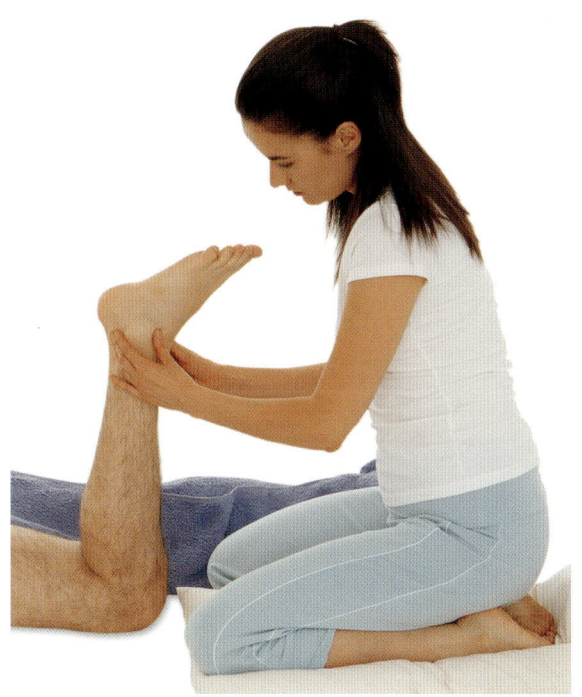

2　指による摩擦

手の人さし指から小指までを使い、左図のように関節の骨と骨の間の柔らかい組織の内部のより深い部分に届くようにかなり強めの圧力で押します。そうしながら指先を回転させます。皮膚の上を滑らせるというよりもその場で円を描くようにして、皮膚の表面の下にあるもっと深い部分に指の動きを集中させて下さい。関節のまわり全部をこの方法で押さえて下さい。

3　手のひらの付け根で強く押さえる

手のひらの付け根の部分で右図のように肉を押さえます。ゆっくり、しっかりと手前から向こうに押していきます。一方の手をもう一方の手の後ろにつけて押します。一方の手を離したらもう一方の手の後ろにつけるようにして両手で交互に押し、深くリズミカルな動きを作り出します。

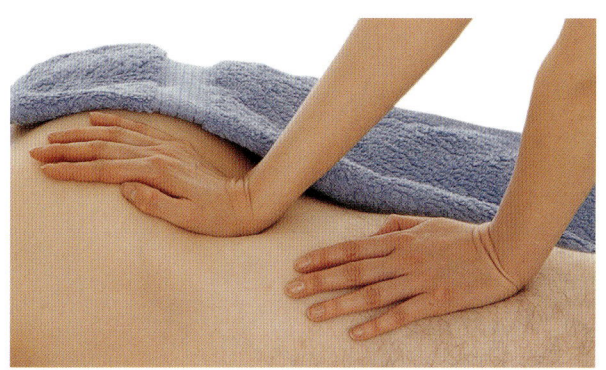

基本ストローク

打楽器を演奏するようなストローク
叩打法

強く叩いたりドラムを打つようなこの種のストロークは、皮膚と血液循環を刺激し、緊張した筋肉をリラックスさせることができます。しかし、この手の動きは激しく、騒がしいためリラックスさせることよりも、刺激を与えることを目的としたマッサージに適していることの方が多いのです。自分で実際に試してみて決めて下さい。始める前に両手を上下にしばらく振って手首をリラックスさせましょう。打撃そのものは軽く弾むような感じ——ゴムボールをついているような感じです。叩打法は背骨や骨が突き出しているような部分には用いないで下さい。

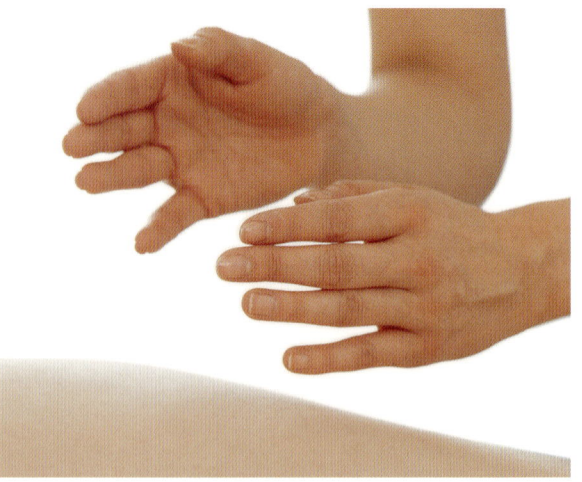

1　切り刻むように叩く

両手の人さし指、中指、薬指をくっつけ、小指は少し離して緩衝装置の役割をさせ、すばやく上下に動かし始めます。手首はリラックスさせたままにしておきます。空中で練習してからパートナーの身体に近づけ、筋肉のある部分を上下に行ったり来たりさせながら、軽くすばやく、小刻みに切るように続けて叩いていきます。

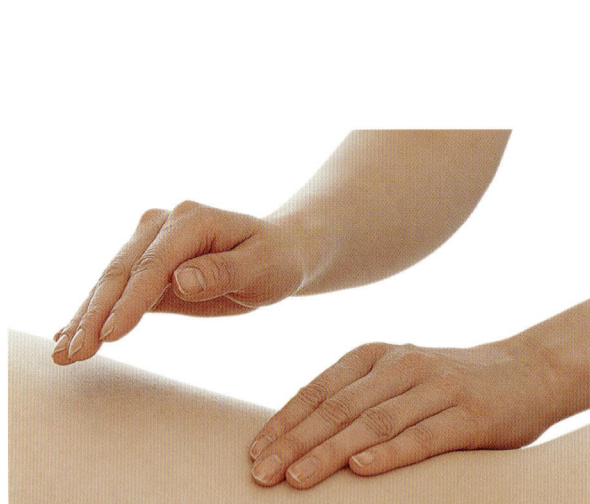

2　カッピング

左図のように人さし指から小指はいくぶん伸ばしたままで、手のひらに窪みを作り、親指を人さし指の横につけてカップのような形にして、ステップ1のように小気味よくリズミカルに両手で交互に叩きます。叩く度に手とパートナーの肌の間にかすかな真空状態が生じるので、パンパンと拍手する時のようなやや大きな音がします。

3　つまむように引っ張る

右図のように親指と残りの指で優しく肉を少しずつつまみとるようにします。つまみあげた肉を指の間からすべり落とすような動きをすばやく続けます。

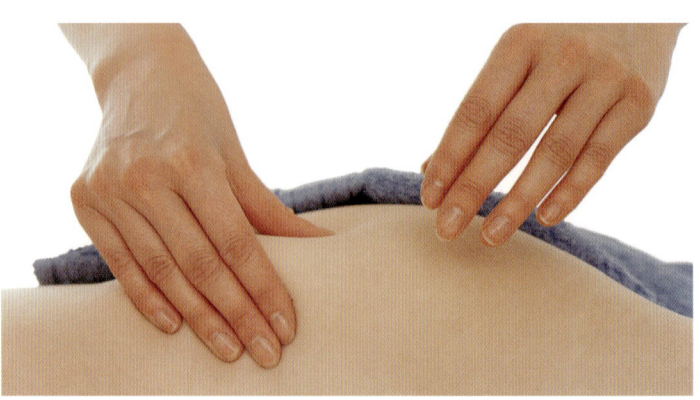

指圧の基本テクニック

　圧力を加えることと身体を支えながら伸ばすことは、指圧で用いられるほとんどのテクニックの柱となっているものです。体のいろいろな部分を使って応用します。ここでは3種類のよく使われる方法を紹介します。肩の力を抜いたまま、膝を開いて身体を安定させます。自分の体重を注意深くかけることに集中しつつも、リラックスした状態を保ち、動きが「腹」から起こるようにします。指圧をする人とされる人の両方が息を吐く時に圧力をかけます。両方の手はパートナーの体に触れたままにします——もし一方の手が動いている時はもう一方の「母なる手（母なる大地と繋がる手という意味）」を身体の上で休ませておきます。わかりやすくするために図では指圧を受ける人は衣服をつけていませんが、指圧は服を着たままで行うのが普通です。

1　「龍の口」テクニック

　両手の親指と人差し指の間を開き、指の間の皮膚を伸ばします。そのままの状態で両手をパートナーの腕または脚の上に置きます。そして指の間で圧力を加えます。腕はまっすぐに伸ばしたまま、指と肩の力は抜きます。首の後ろにもこのテクニックを使うことができます（p48ステップ3参照）。

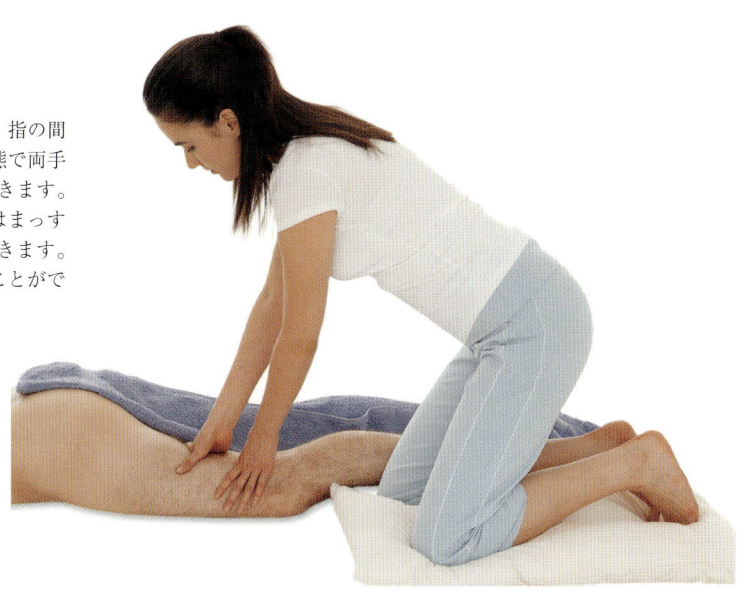

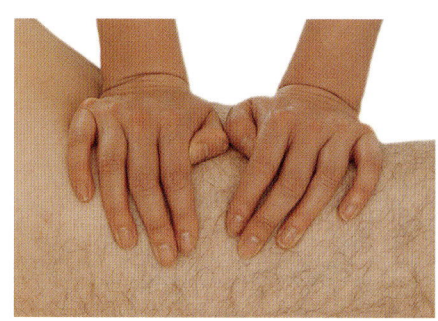

2　手のひらと手のひらの付け根による指圧

　左図のように両方の手のひらをパートナーの身体に置き、ステップ1と同様に圧力をかけます。圧力を増すために手によりかかるようにします。具体的には、手のひらの付け根に集中して体重をかけ、手の他の部分はパートナーの体に優しく触れているだけにします。

3　親指による指圧

　右図のように両手の親指の腹をパートナーの身体に置きます。残りの指は広げて軽く添え、自分の身体のバランスをとり、パートナーを安心させます。ゆっくりと親指に体重をかけて圧力を加えます。腕は伸ばしたままですが、硬直させないようにします。徐々に圧力を加えていきしばらくそのままの状態にしてから力を緩めます。

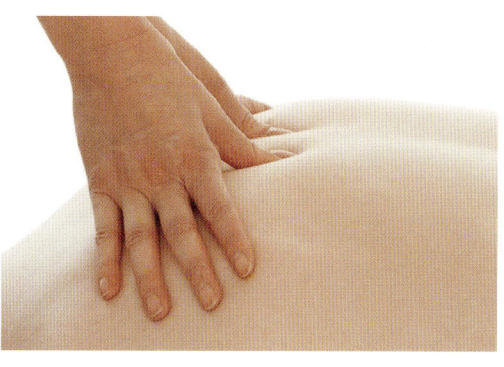

よくある不調

　このセクションでは、日常よくおこる様々な身体の不調を楽にし、癒すのに役立つ一連のストロークとテクニックについて紹介しています。ほとんどのテクニックはマッサージのストロークですが、特に有効であると思われる部分では指圧のテクニックも紹介しています。p30-31の人体図を見ていただければ、問題のある部位を特定し、それに対応した手当てを見つけて試してみることができます。まず全身のマッサージ（p32-34参照）の練習から始めてみると良いでしょう。基本ストロークになじんで身体を正しく使うことに慣れることができます。

　床の上でマッサージを行い、パートナーのまわりを動き回る時には、自分の姿勢を意識して、急に動いて相手を驚かすことのないように注意しましょう。あなたにとって楽な姿勢でマッサージを行うようにして下さい。あなたの身体に何か不快感があると、それがパートナーに伝わってしまうのです。マッサージ台（p18参照）があるとパートナーのまわりで自由に動きやすくなるので、買って損はありません。

　常に精神を集中させ、パートナーの身体にそっと触れることから始めます（p19-20）。最初はゆっくり慎重にストロークを始めます。喜びを感じることは癒しにつながります。そして優しいタッチからは励ましと安心感の両方が与えられるのです。

　特定の部位の不調に対するストロークとテクニックに進むときには、まずその部位に対する基本的なオイル・マッサージのストロークから始めて下さい。もっとも、指圧を行っている場合や、衣服を身につけたままのマッサージでオイルを使用しない場合は別です。指圧の場合には、施術を始める前にまずパートナーの身体にしばらく触れて、相手の身体があなたのタッチを快く受け入れることができるように導きます。

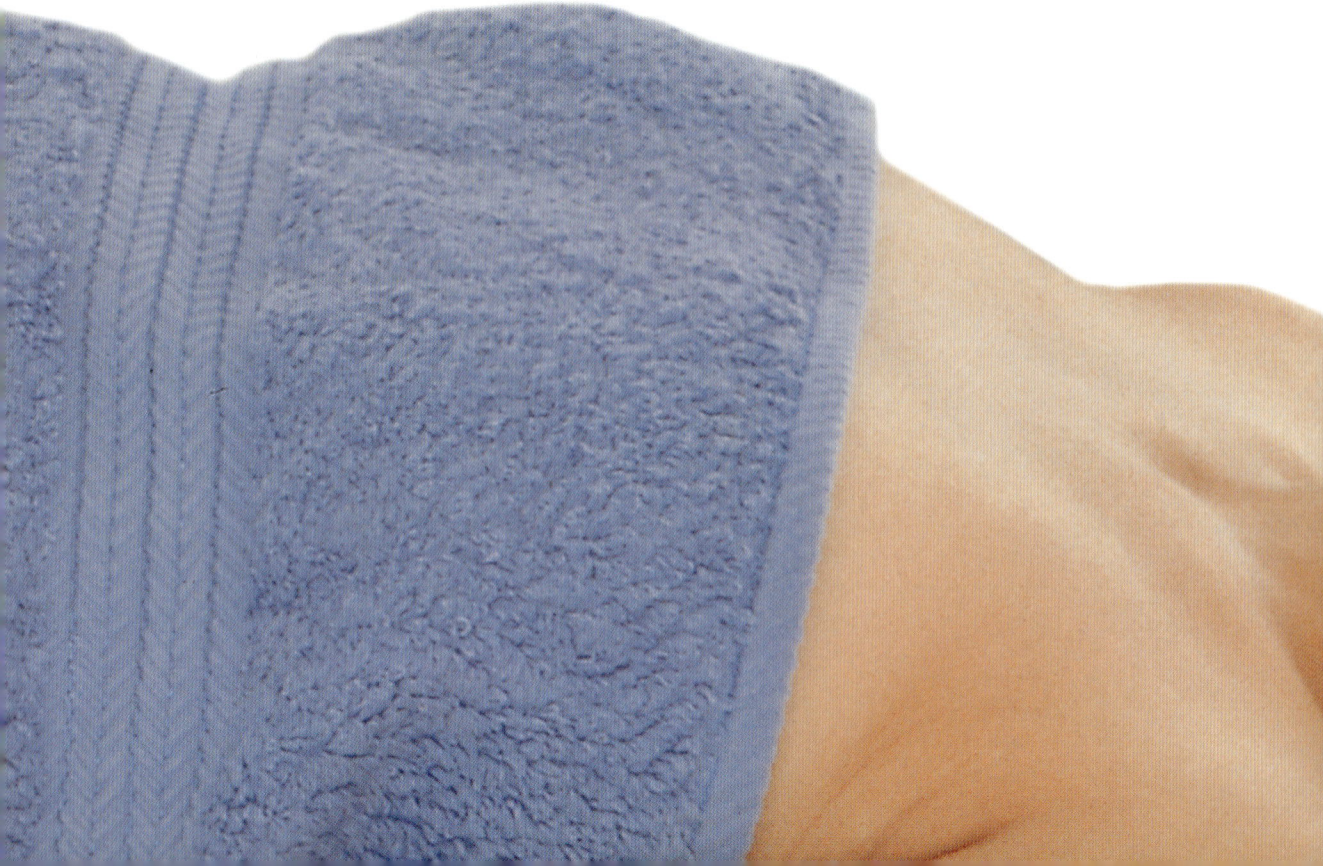

特に固く緊張した筋肉を手当てしている時などは、マッサージの時のある程度の痛みも心地よく感じられるものです。しかし、常に痛みをガイドラインとして、パートナーが我慢できる痛みの限界を超えてしまわないようにしましょう。パートナーからは、どのタッチが特に効いているかを知らせ、痛すぎて我慢できないと感じる時にはすぐ声をかけてもらいましょう。マッサージをしたにもかかわらず、鈍い痛みや鋭い痛みが激しかったり持続する場合には、医師の診察を受けるように勧めましょう。本書は身体の不調を診断したり、たちどころに「治す」ことを目的としておりません。あまり重くない不調だけ、あるいはすでに専門家の診断を受けているものについてだけ手当てをして下さい。そしてここから先に紹介する手当てを始める前に、『捻挫と筋違い』、『関節炎』、『マッサージをしてはいけない場合』について説明したp90-93のアドバイスを読んで下さい。これらの簡単なポイントに注意しさえすれば、優しいタッチには多くの肉体的および精神的な効果があり、パートナーの自然治癒エネルギーを引き出して、より速い回復へと導くことができるのです。

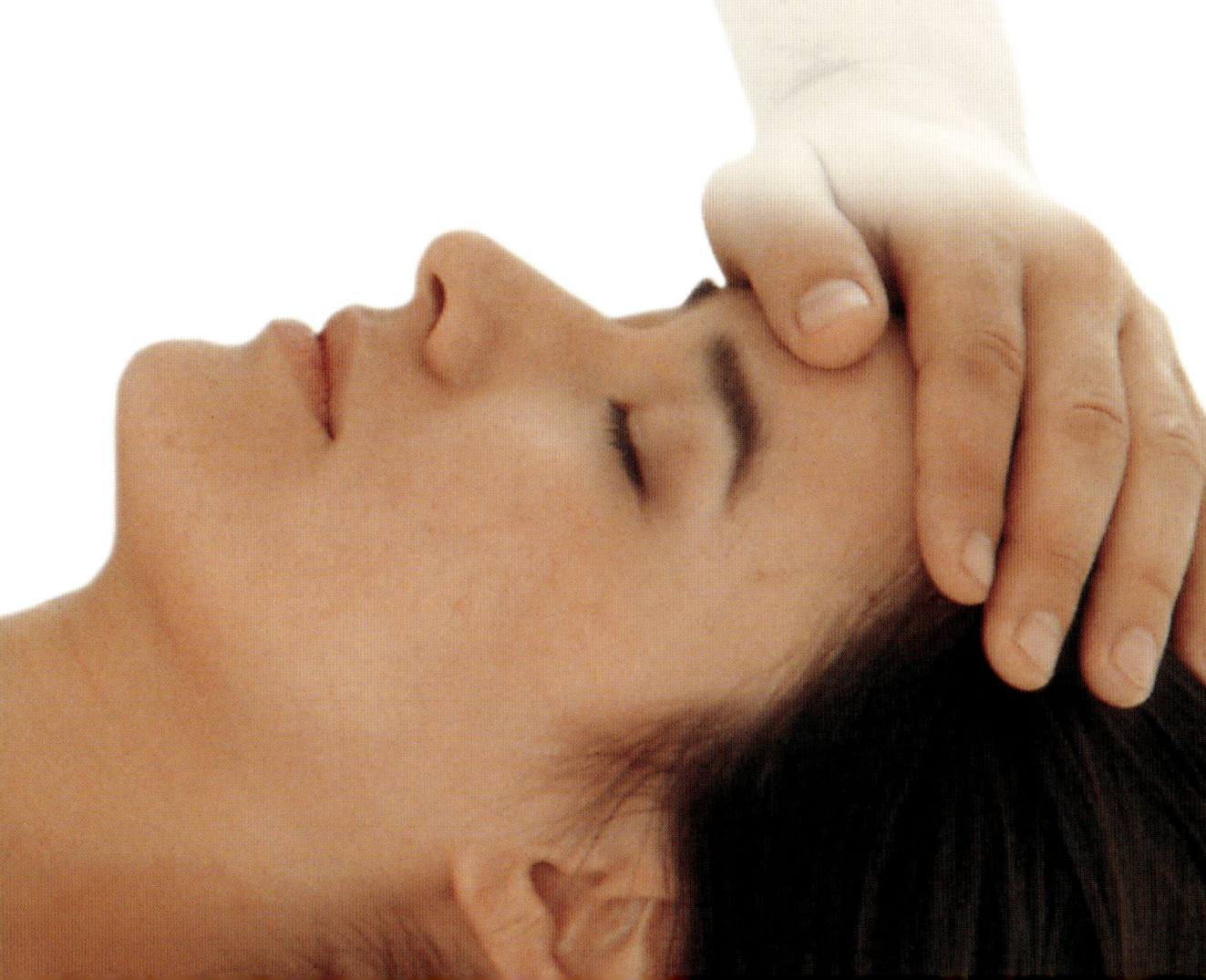

どこが痛いのでしょう？

症状にあったストロークやテクニックが簡単に見つけられるように、主に症状が現れる身体の部位ごとにトラブルをまとめました。本書では頭から始まり、身体の下方向に脚、足へと順番に紹介していきます。

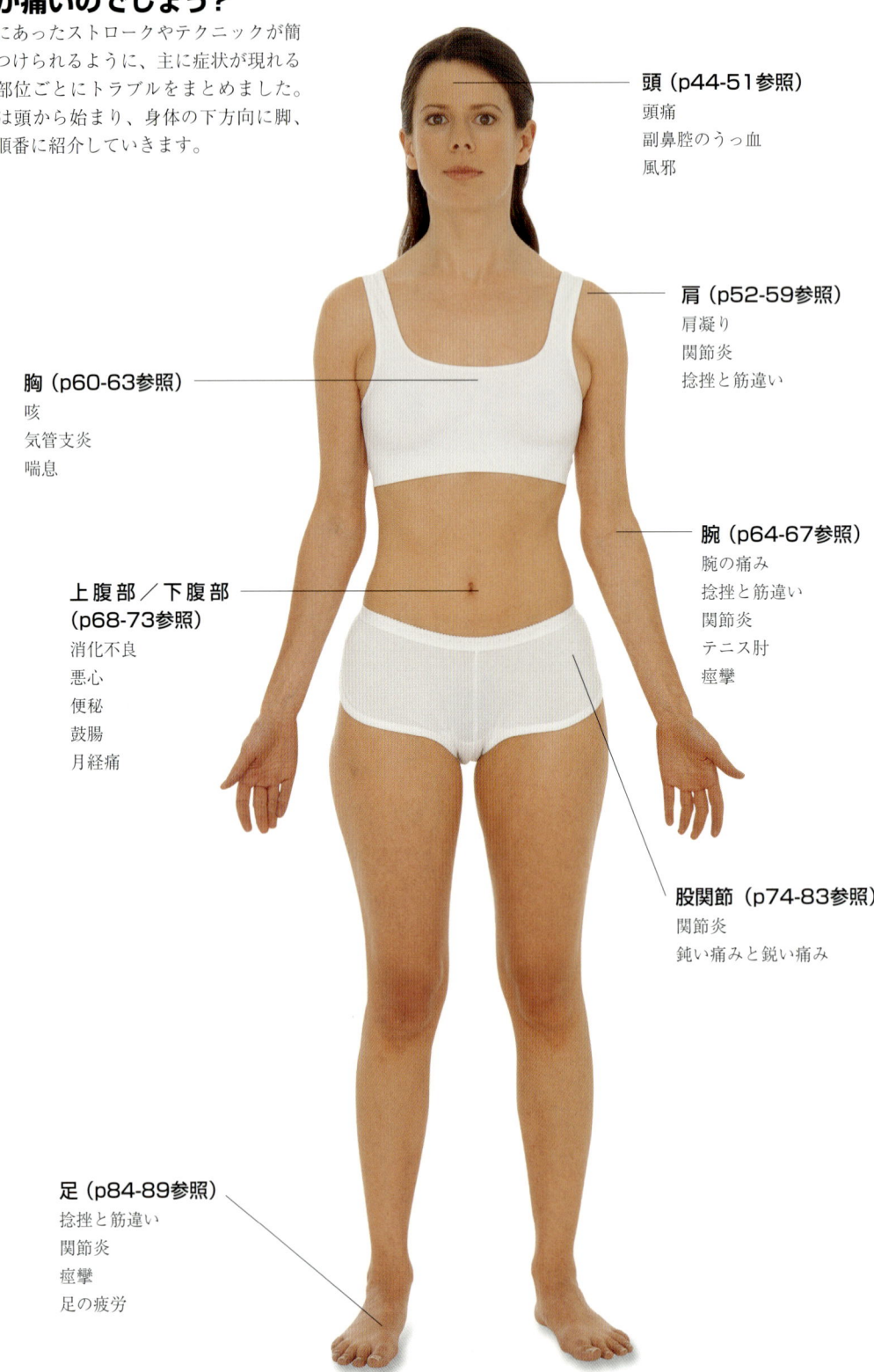

頭（p44-51参照）
頭痛
副鼻腔のうっ血
風邪

肩（p52-59参照）
肩凝り
関節炎
捻挫と筋違い

胸（p60-63参照）
咳
気管支炎
喘息

腕（p64-67参照）
腕の痛み
捻挫と筋違い
関節炎
テニス肘
痙攣

上腹部／下腹部
（p68-73参照）
消化不良
悪心
便秘
鼓腸
月経痛

股関節（p74-83参照）
関節炎
鈍い痛みと鋭い痛み

足（p84-89参照）
捻挫と筋違い
関節炎
痙攣
足の疲労

よくある不調

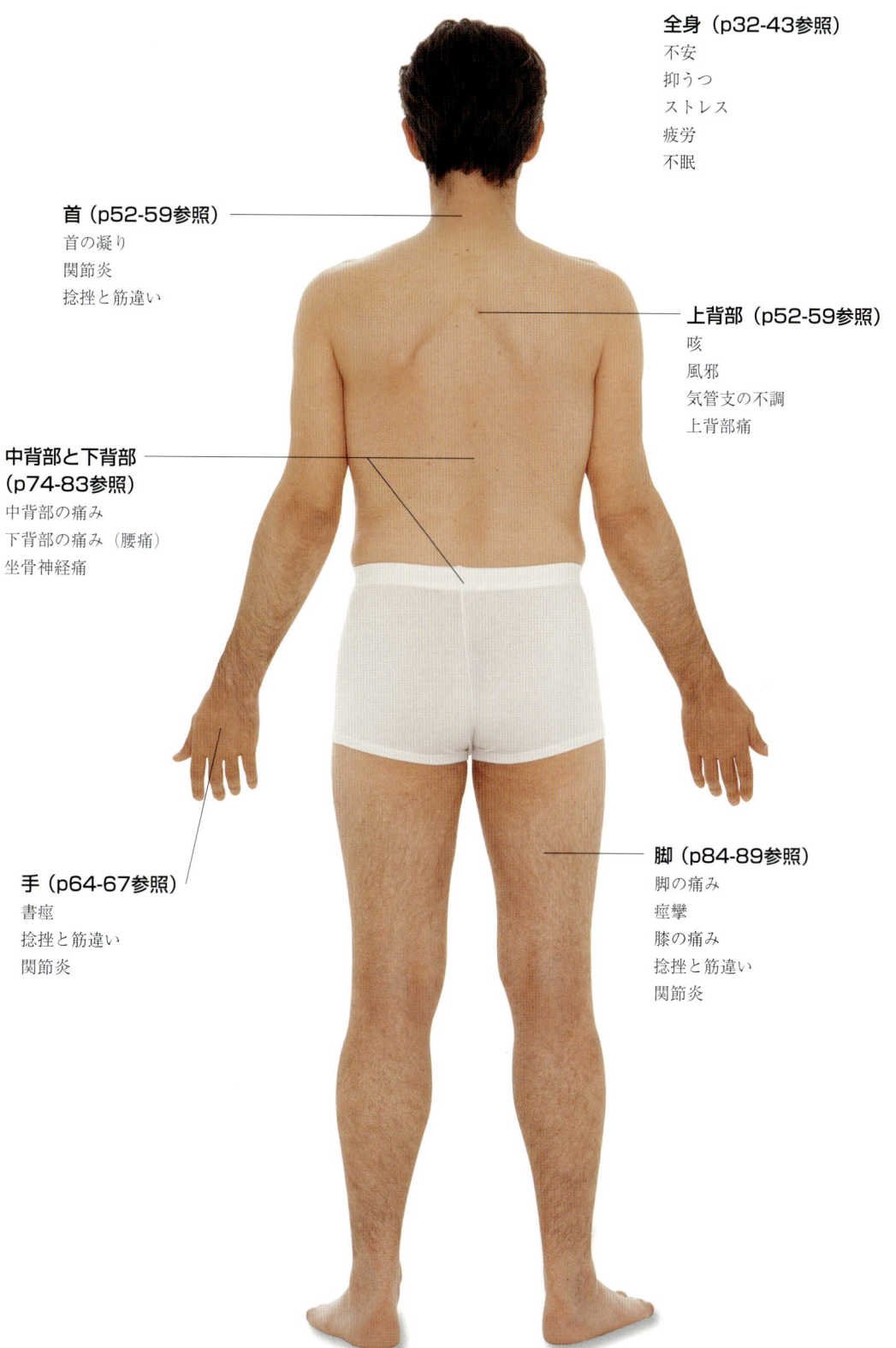

全身（p32-43参照）
不安
抑うつ
ストレス
疲労
不眠

首（p52-59参照）
首の凝り
関節炎
捻挫と筋違い

上背部（p52-59参照）
咳
風邪
気管支の不調
上背部痛

中背部と下背部
（p74-83参照）
中背部の痛み
下背部の痛み（腰痛）
坐骨神経痛

手（p64-67参照）
書痙
捻挫と筋違い
関節炎

脚（p84-89参照）
脚の痛み
痙攣
膝の痛み
捻挫と筋違い
関節炎

全身のマッサージ

　全身のマッサージを受けることは、驚くほど滋養に満ちて気持ちが良く、身体にも心にも効果があるものです。
　マッサージには総合的な効果 —— 例えば血行の促進、神経の鎮静と筋肉の弛緩、それによってもたらされる全身の幸福感など —— があるため、良い健康維持法となります。また、全身をマッサージすることは、身体に対する気付きを促し、身体のすみずみまでイメージさせ、部分ではなく、もっと全体としてとらえることができるようにしてくれるのです。
　私たちが日常のストレスや緊張に負けてしまうような時、失われた身体の調和を回復するのにマッサージが役立つことがよくあります。これから紹介する一連のマッサージには約1時間程要しますが、全身マッサージの方法を段階的に身につけることができます。これはマッサージの仕方の一例にすぎません。ストロークの仕方やマッサージをすることに慣れてくるにしたがって、自分で独自の流れを作り上げ、他に沢山のテクニックを見つけ出すことができるでしょう。
　両手に意識を集中し、手を使ってパートナーの身体の声を「聞いて」下さい。また、全身をマッサージの動きにあわせて、「腹」(p19参照)と骨盤から身体を動かしてみて下さい。マッサージをダンスの一種あるいは一編の音楽とみなしてみましょう。マッサージを続けるにつれて、身体の部分から部分へと流れるように手を動かして自分の自然なリズムを作り上げて下さい。
　マッサージを行う時はパートナーのかかと(うつ伏せの状態時)やひざ(あお向けの状態時)の下に枕、もしくは支えとなるものを入れてください。そしてマッサージ中、タオルを動かすときに身体を部分的にさらしてパートナーに気まずい思いをさせてしまわぬよう注意してください。

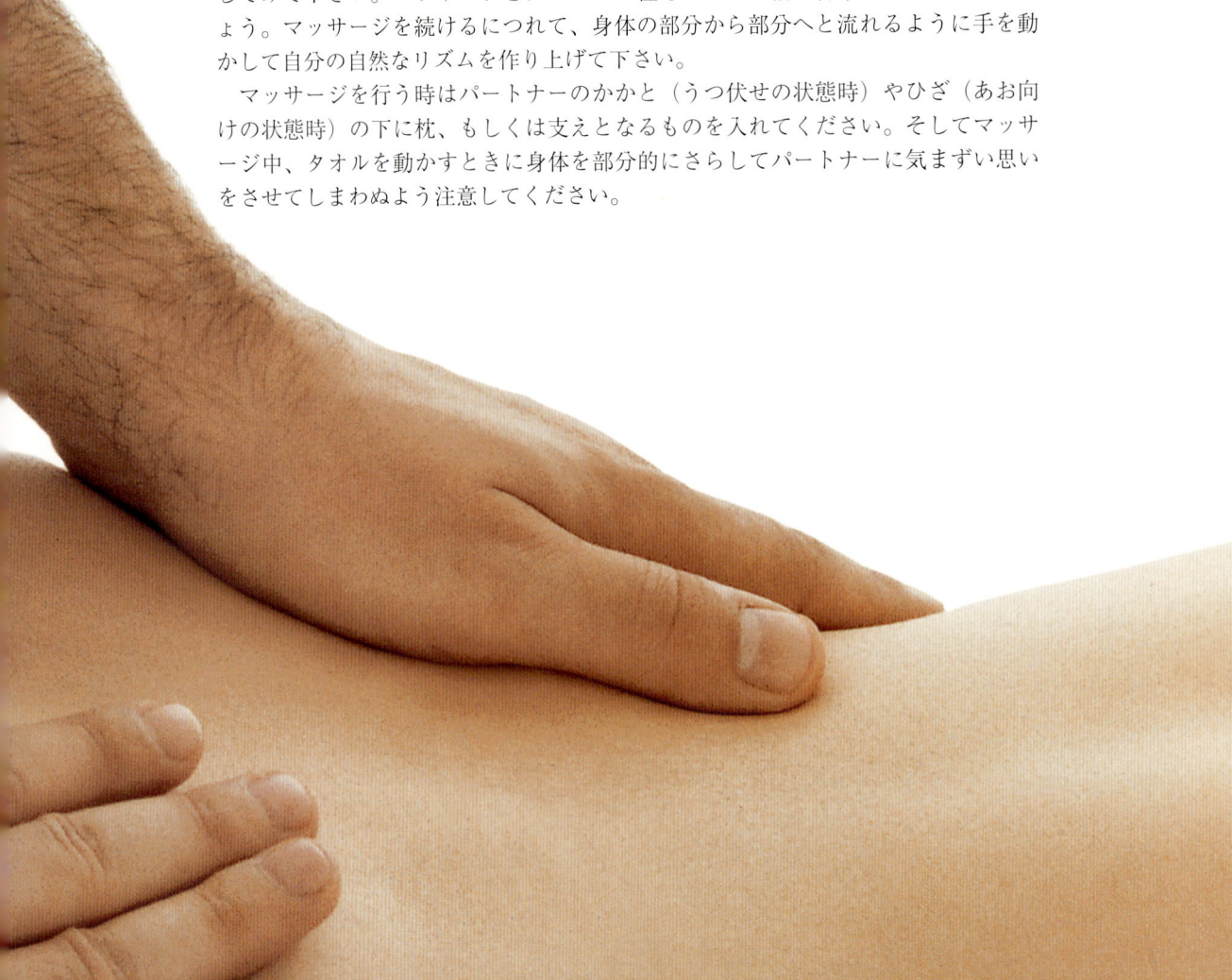

不眠、疲労、不安、抑うつ

　精神的および肉体的な活動過剰はこれらの症状のどれか、あるいはすべてを引き起こす可能性があります。これらは私たちの身体が発する「警告信号」なのです。アロマテラピー・エッセンスを用いた優しいマッサージは、そのような状況に必要とされる、リラックスできるひとときをもたらします。不眠にはカモミール、疲労にはベルガモット、不安や軽い抑うつにはラベンダーのエッセンスを用いるとよいでしょう（p21参照）。マッサージを始める前に、禁忌についての説明部分を読んで下さい（p93参照）。

注意　抑うつ状態や不安がひどい場合には医師に相談して下さい。

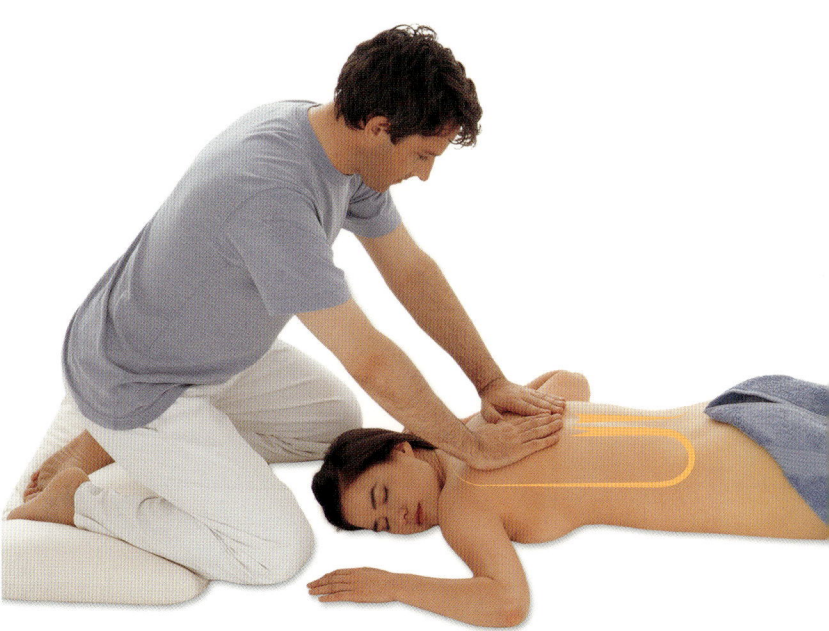

1　背中にオイルを塗り広げる

　うつ伏せになったパートナーの頭の方に膝をついて座ります。手のひらにオイルをのばし、パートナーの上背部の中央に置きます。指を揃え、手は力を抜いて、背骨に沿って腰の方へ向かって両手を滑らせるようにさすっていきます。肩だけで手を動かすのではなく、身体を腰から前に動かすようにして下さい。手の届く限界まできたら、手を左右に流して横腹から背中の方へ向かってさすり上げて元の位置へ戻ります。これを何回か繰り返して下さい。

2　肩の曲線に沿ってさすり上げる

　左図のようにパートナーの顔の向きと反対側の肩を、一方の手でゆっくりと上背部を横に滑らせていきます。それからパートナーの肩の曲線に沿って首から頭蓋底（後頭部の下、首の後ろにある頭蓋骨の一番下の部分）へとさすり、生え際から手を離します。もう一方の手を後に続けて両手を交互に動かし、継続的なリズミカルな動きをします。

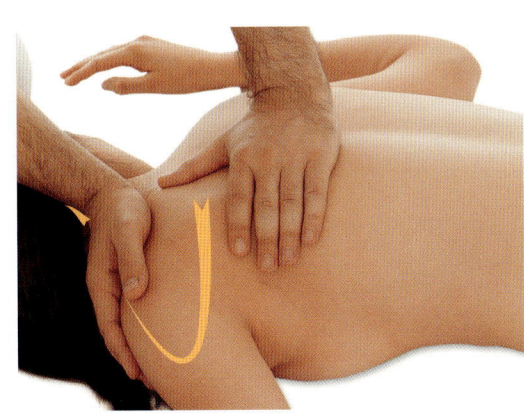

3　細切れに肩をさすっていく

　右図のように両手の親指をパートナーの首の片側にあて、親指以外の他の指はパートナーの背中にそっと置きます。それから親指を肩に沿って、骨と筋肉の間の溝を肩の関節に向かって滑らせます。この動作を繰り返しますが、毎回少しずつ上の位置から指を動かして、肩の線に沿って細切れにさすっていくようにします。パートナーが頭の向きを変えるのを手伝って、反対側の肩に対してステップ2からの動きを同じように繰り返します。

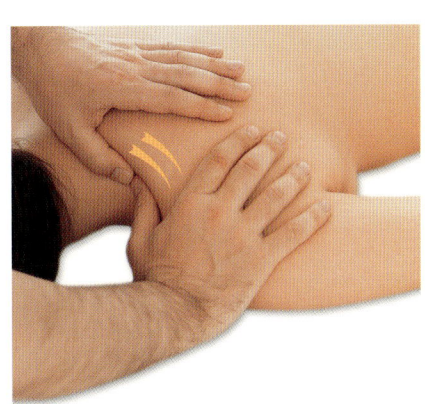

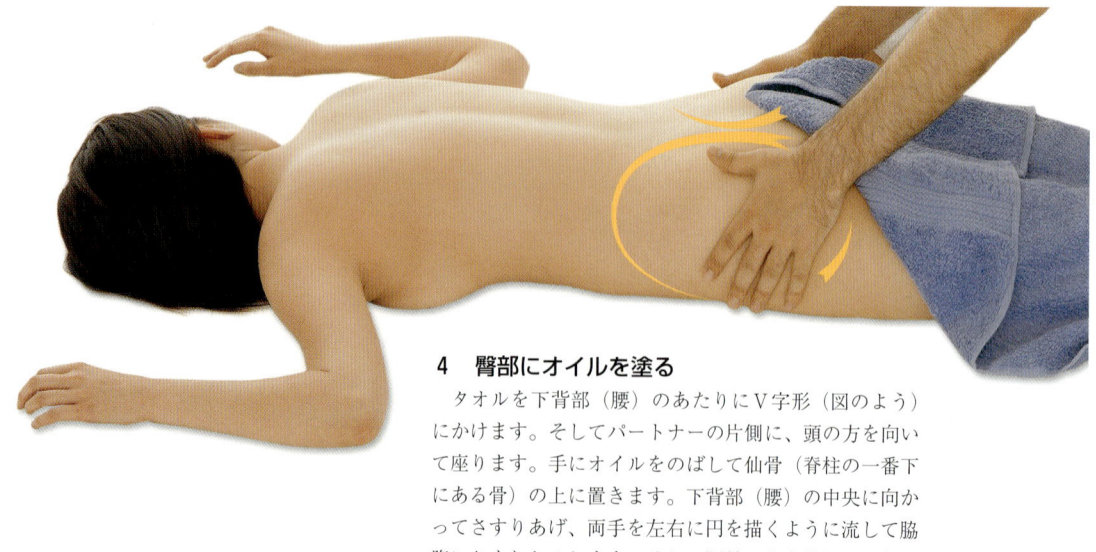

4　臀部にオイルを塗る

タオルを下背部（腰）のあたりにV字形（図のよう）にかけます。そしてパートナーの片側に、頭の方を向いて座ります。手にオイルをのばして仙骨（脊柱の一番下にある骨）の上に置きます。下背部（腰）の中央に向かってさすりあげ、両手を左右に円を描くように流して脇腹にさすりおろします。そして腰骨の上を横切るように手を戻し、臀部の上を円を描くようにさすって仙骨の上に戻ります。このストロークを数回繰り返します。

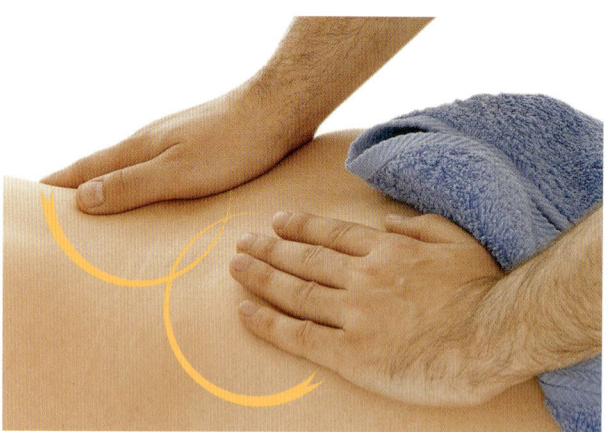

5　腰を円を描くようにさする

パートナーの頭の方を向いたままで、下背部（腰）のあたりで右手を反時計回りに円を描くように動かします。一方、左手は時計回りの円を描きます。両方の手の動きが重なり合うようにして下さい。背中の中心に手が寄って来るときと臀部に向かって降りていく時に押す力を強めにします。両手はゆっくりと動かすようにして下さい。

6　臀部と脇腹を捏ねるように揉む

パートナーの向こう側の脇の方を向いて、向こう側の臀部の方に手を伸ばします。両手を使って、筋肉を揉み始めます。しっかり力を入れて大きな動作で握って持ち上げるようなストロークをします。この揉む動作を脇腹から肩までずっと続けて、肩から下へと戻ります。反対側も同じように揉んで下さい。

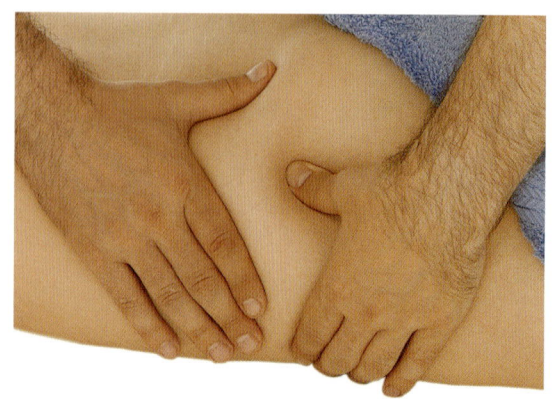

全身のマッサージ

7　脚の裏側にオイルを塗る

　タオルをもう片方の脚にかからないようにして、一方の脚にかけます。パートナーの片方の足元に腰を下ろすかひざまずいて、オイルをのばした両手をパートナーの足首と脹脛の後ろにそっと置きます。ゆっくり大腿の付け根に向かってさすり上げたら、両手をそこで左右に流して、一方を股関節のあたりへ、もう一方を大腿の内側へ動かします。手を性器に近づけ過ぎないようにします。両方の手で脚を包み込んだ状態で足の方へ向けて引き寄せます。足の裏を通ってつま先から手を離すようにします。この動作を繰り返して下さい。

注意　静脈瘤のある部分にはここで紹介した脚に対するストロークは決して行わないで下さい（p93参照）。

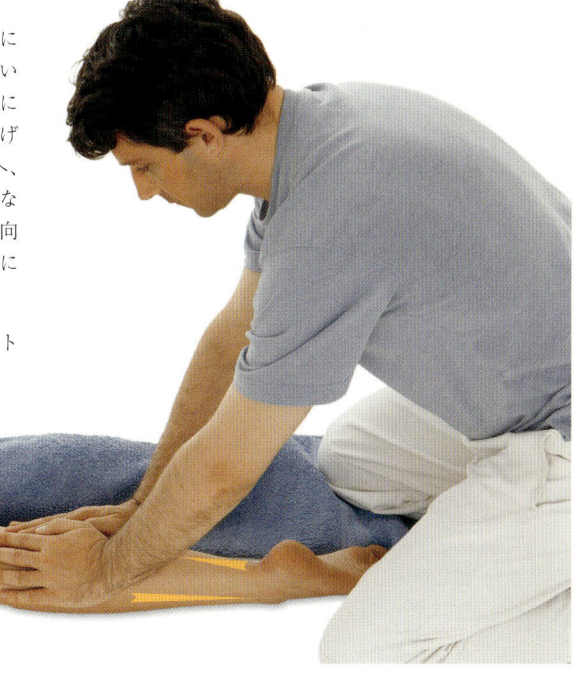

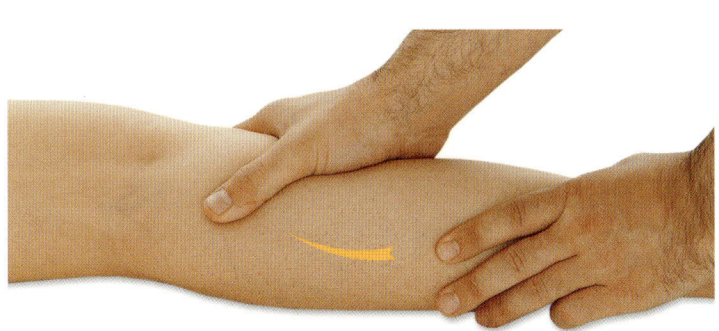

8　脚の裏側から「排出」する

　両手をカップ状にして、交互に動かします。脚の裏側全体を足首から大腿まで、ゆっくりと押していくようなストロークを交互に行います。すべての指がパートナーの足の横側にふれたままにして下さい。一連のリズミカルなストロークで両手を上にさするように動かします。パートナーに圧力のかかり具合を確認し、大腿の裏側からも両側からも完全に「排出」するよう注意して下さい。

9　脚の裏側を揉んでいく

　パートナーの足元から移動して大腿の横にひざまずき。両手を大腿の付け根に置きます。両手でゆっくり、しっかり力をこめてそれぞれ反対方向に動くようにして、絞るように揉みます。前後に、手と手の間の組織を伸ばすように動かします（p24参照）。揉む位置をずらして再び揉みはじめる時には、揉み始める場所の両側におのおのの手を同時に置くようにします。脚から足首へと下に動かしていきます。

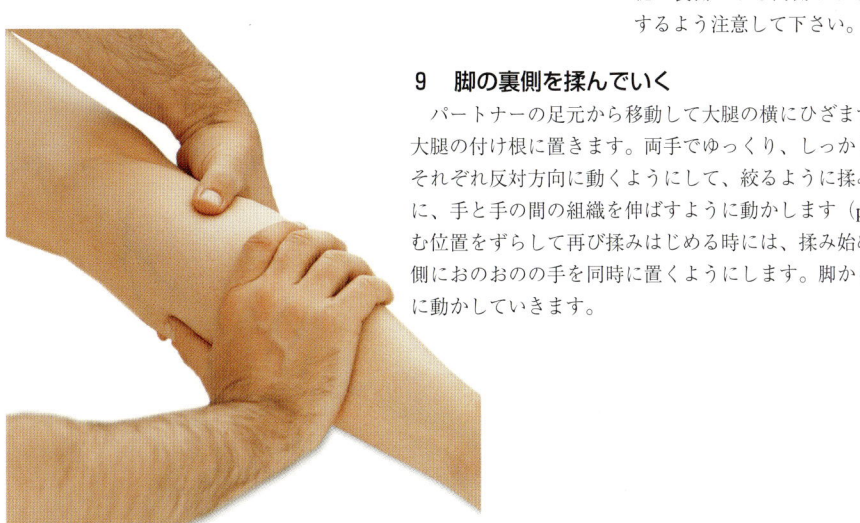

10　下腿を持ち上げる

　パートナーの脇に斜めに構えて腰をおろすかひざまずき、一方の手をパートナーの膝の裏のすぐ上に置き、もう一方の手で下腿を垂直に持ち上げます。

11　足首の関節を緩める

　両手の指を使って、パートナーの足首の両側に右図のようにゆっくりと細やかなストロークを行います。骨と骨の間の柔らかい組織に小さなストロークで円を描くような動きで指を押し込むようにします。意識を集中させたまま、関節のすぐ際をこの方法で指を動かします。

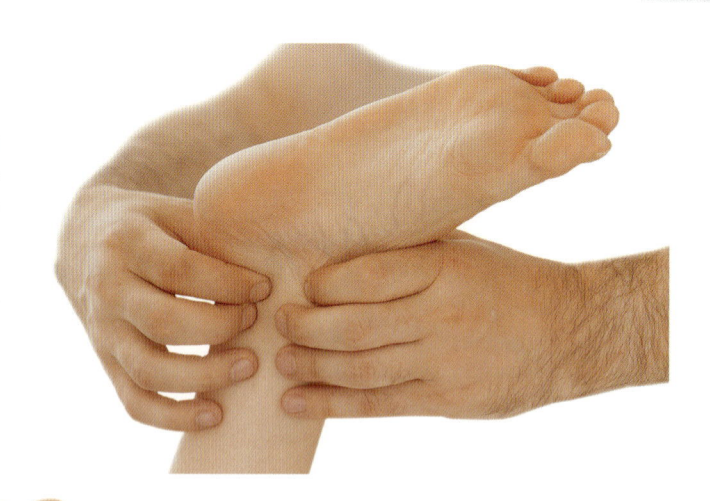

12　足の裏を親指で押す

　左図のように両手でパートナーの足をしっかり握って、両方の親指は足の裏に置きます。両方の親指を使って、足の裏を踵からつま先まで続けてゆっくり円を描くように押しながら進んでいきます。この時、親指を動かしながら足の裏の膨らみや窪みを丹念に確認するようにします。もう片方の脚に対してステップ7からのマッサージを繰り返します。

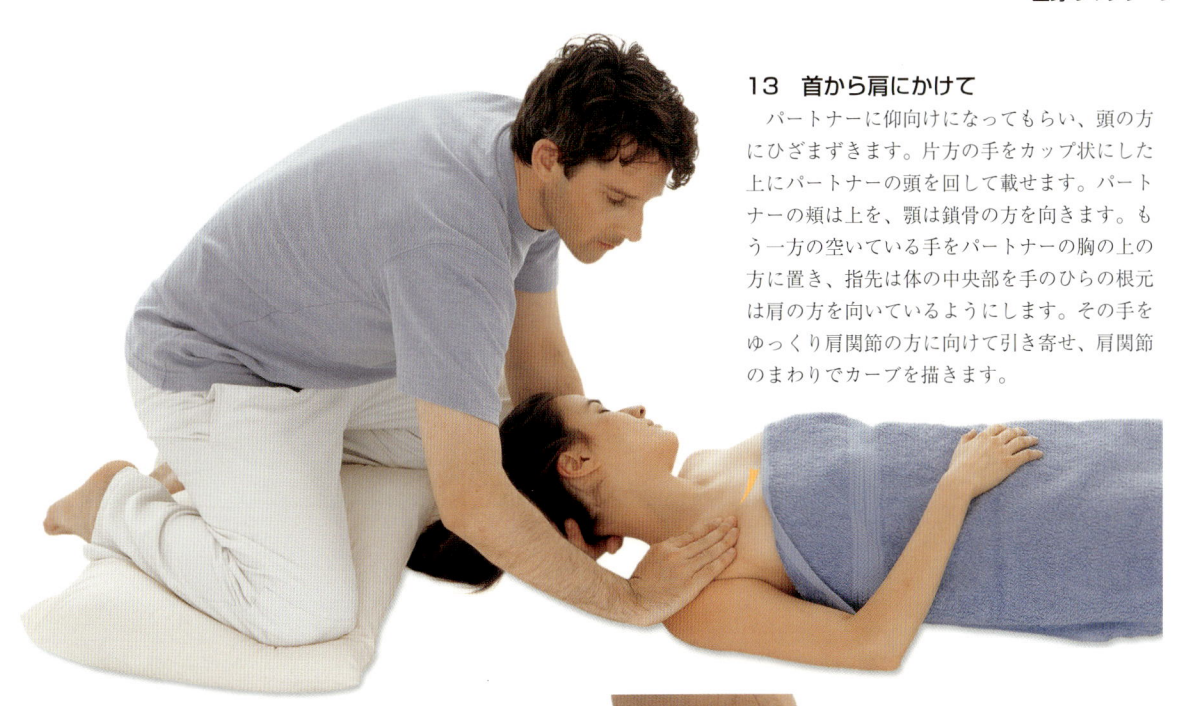

全身のマッサージ

13　首から肩にかけて

パートナーに仰向けになってもらい、頭の方にひざまずきます。片方の手をカップ状にした上にパートナーの頭を回して載せます。パートナーの頬は上を、顎は鎖骨の方を向きます。もう一方の空いている手をパートナーの胸の上の方に置き、指先は体の中央部を手のひらの根元は肩の方を向いているようにします。その手をゆっくり肩関節の方に向けて引き寄せ、肩関節のまわりでカーブを描きます。

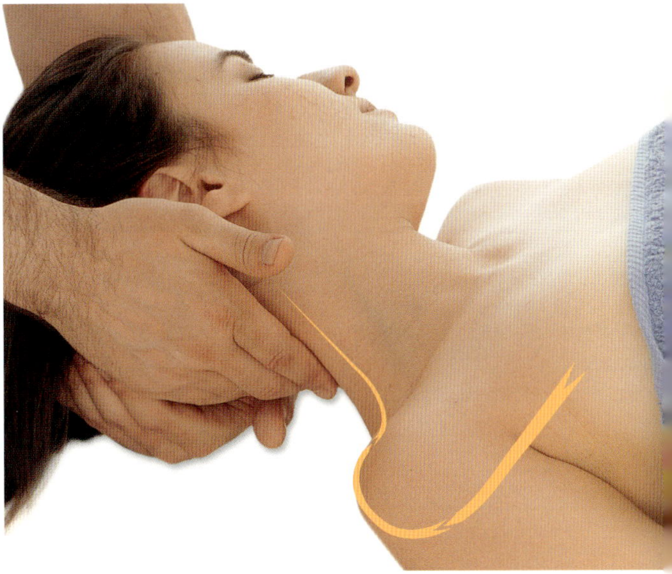

右図のように肩から首への線に沿って、人さし指から小指をまっすぐ伸ばした部分でしっかりゆっくりと圧力をかけて押し込みながら、手をゆっくりと首の後ろ側から頭蓋底へ動かします。指は骨の縁に沿って滑らせるようにして、指先だけが縁に触れている状態になったら手を回して、指先が再びパートナーの胸の中心方向を向くようにします。

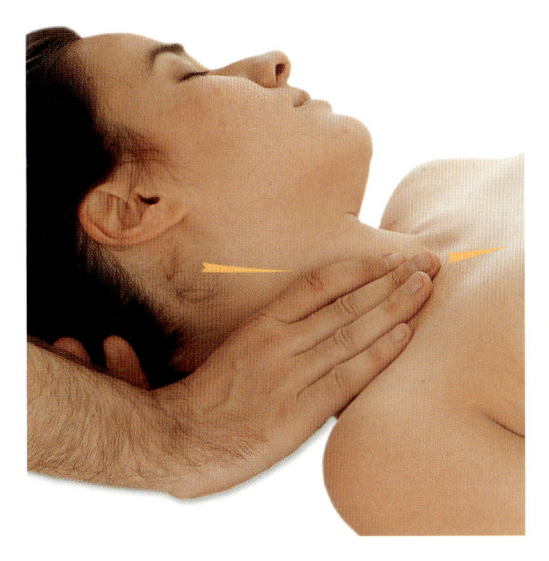

そして左図のように、手全体を下に滑らせて鎖骨と首の部分の長い筋肉がつながって「V」字状になっているところへ、次に胸へと動かします。喉は避けて下さい。この一連の動きを数回繰り返しましょう。パートナーの頭の向きを変えて、反対側も同様にマッサージします。

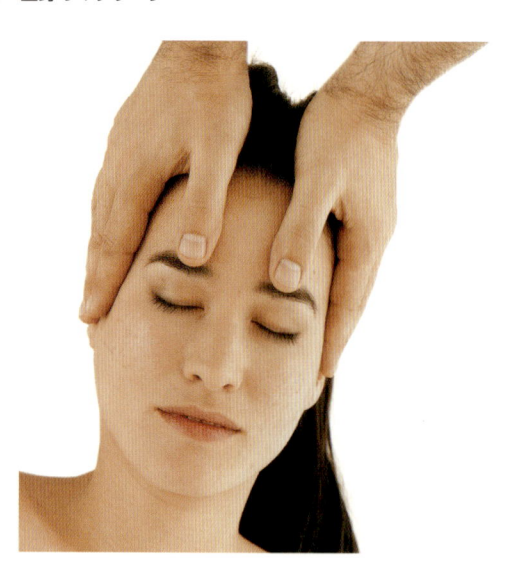

14　額をさする

　パートナーの頭の方に座り、両方の親指をパートナーの額の中央に置きます。左図のように、両手でパートナーの頭の両側を支えながら、親指を中央から生え際へゆっくり動かしてから離します。このストロークを数回繰り返します。

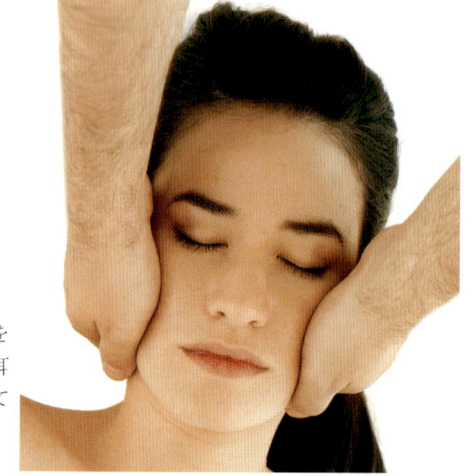

15　頬をマッサージする

　右図のように、両方の手のひらの根元を互いに近づけて鼻の両側に置き、指先は耳の方へ向けます。両手が顔の両側を越えて耳に届くまでゆっくりと滑らせます。

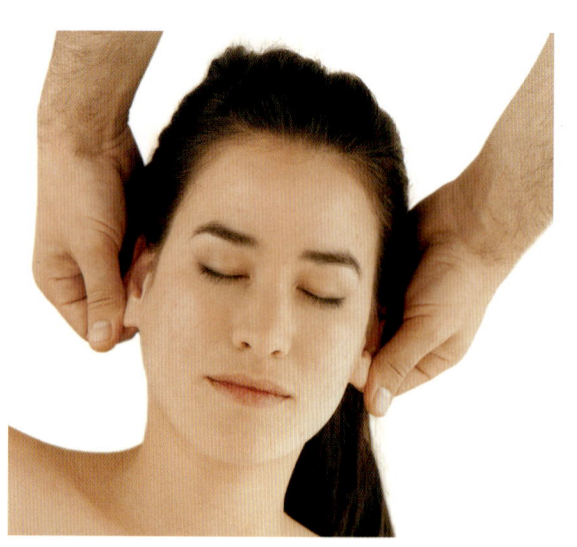

16　耳のマッサージ

　両耳を親指と残りの指でそっとつまみ、外側と下側へ軽く引っ張ります。耳たぶを圧迫したり、軟骨部分の凹凸をくまなく調べるように、しばらく時間をかけてマッサージします。

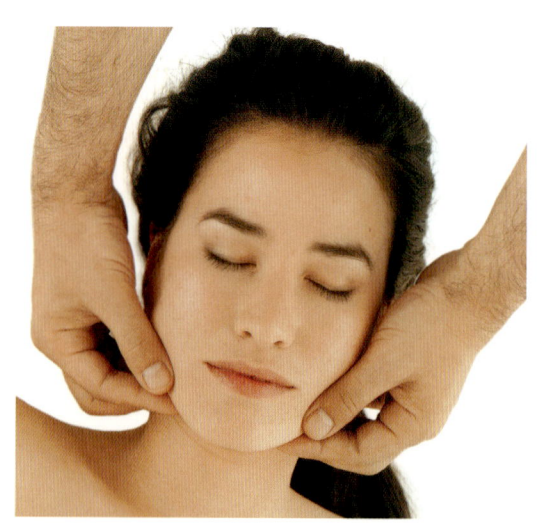

17　下顎の骨に沿って掃き出す

　顎先を親指と残りの指でそっと圧迫し、顎骨に沿って長くしっかり押し付けるようなストロークでゆっくりと引っ張ります。耳へと続く骨の縁をなぞっていきます。

全身のマッサージ

18 軽擦法で腕にオイルを塗る

パートナーの手の横に座るかひざまずきます。体はパートナーの腕の方を向きます。オイルを手にのばし、両手の指をくっつけたままパートナーの腕の中央に置き、肩に向かってさすり上げます。外側の手は肩の関節のまわりに沿わせ、内側の手は脇の下へ動かします。そして腕を両手で包み込んで手首に向かってさすりおろし、手を通って離します。これを数回繰り返して下さい。

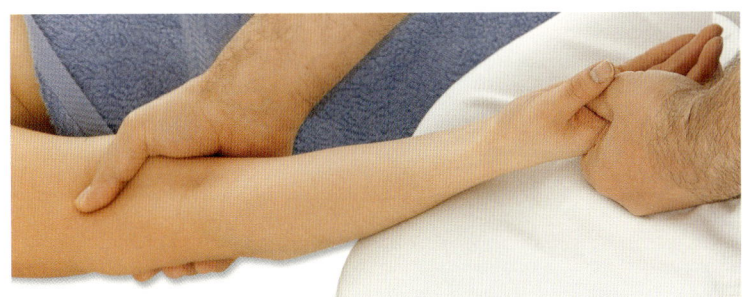

19 腕から「排出」する

パートナーの一方の手の手のひらを上に向け、手首を持ちます。空いている方の手の親指と残りの指でパートナーの腕を握って圧迫しながら手首から自分の手が届くところまで動かしていきます。上までいったら一旦腕から手を離し、手首からもう一度始めます。毎回圧迫するラインを変えて下さい。

20 腕の肉を広げる

パートナーの上腕を両手でしっかり握り、親指を中央に揃えておきます。手全体で圧迫しながら、肉を広げるように親指を外側に向かって引っ張ります。親指の位置を少し下げ、再度親指をあわせてもう一度外側に向かって絞り出します。このようにして腕から手首まで続けます。

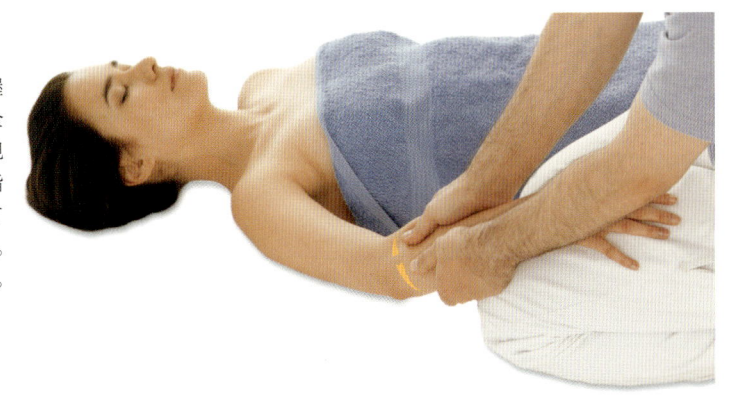

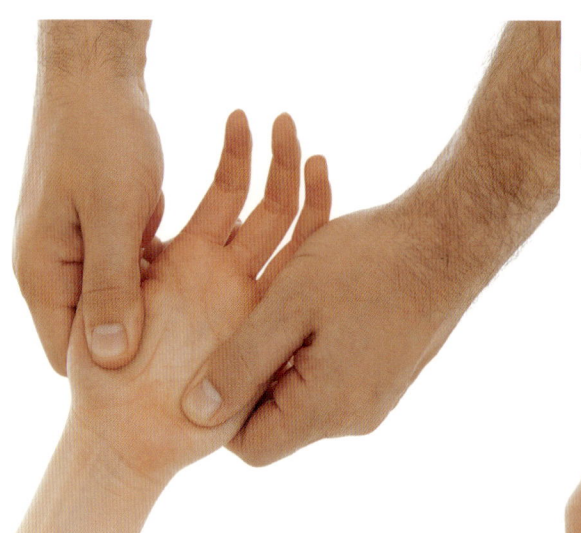

21　手のひらを親指で押す

　パートナーの手のひらを上に向けて持ち上げ、両手の親指でゆっくり円を描くようにしたり、絞り出すようにしたり押したりして手のひら全体をマッサージします。

22　手のひらと指を広げる

　右図のように自分の両手の指をパートナーの指と指の間に差し込み、指と手のひらの両方を広げ、伸ばすようにしながら徐々に手を開かせます。伸ばし加減が丁度良いところでパートナーに声をかけてもらって下さい。

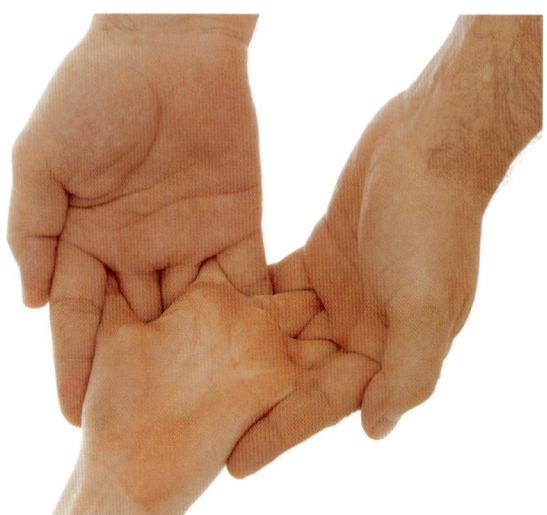

23　指を伸ばす

　左図のようにパートナーの手のひらを下に向けた状態で片手で持ちます。もう一方の手で1本の指の付け根をとり、指の両側をしっかり圧迫しながらゆっくり指先へ動かすと同時に指を伸ばすようにします。指先に近づくにつれて圧力を緩め、指先からするっと手を離します。すべての指、親指も同様にします。反対側の腕と手にステップ18からのマッサージを行います。

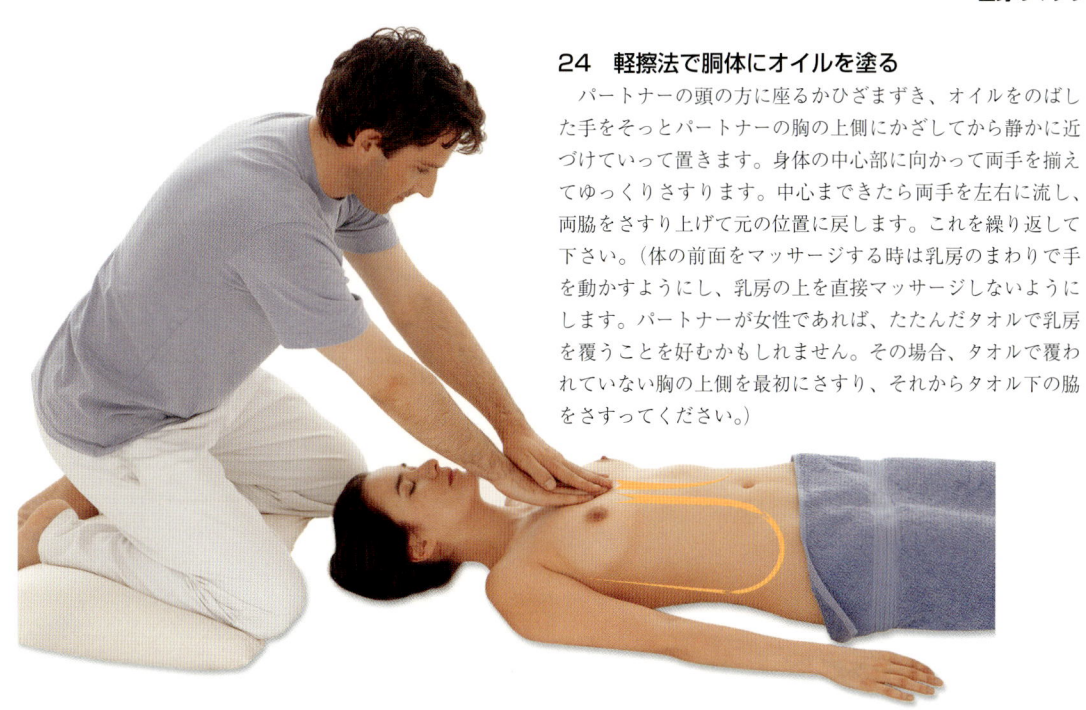

全身のマッサージ

24　軽擦法で胴体にオイルを塗る

　パートナーの頭の方に座るかひざまずき、オイルをのばした手をそっとパートナーの胸の上側にかざしてから静かに近づけていって置きます。身体の中心部に向かって両手を揃えてゆっくりさすります。中心までできたら両手を左右に流し、両脇をさすり上げて元の位置に戻します。これを繰り返して下さい。（体の前面をマッサージする時は乳房のまわりで手を動かすようにし、乳房の上を直接マッサージしないようにします。パートナーが女性であれば、たたんだタオルで乳房を覆うことを好むかもしれません。その場合、タオルで覆われていない胸の上側を最初にさすり、それからタオル下の脇をさすってください。）

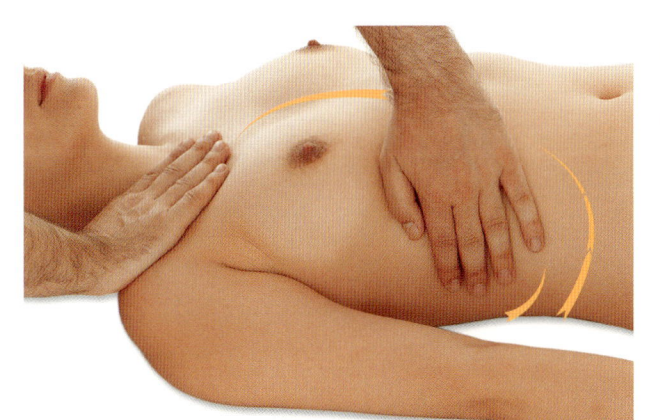

25　肋骨の横を引き上げる

　最初に一方の手をパートナーの胸の片側の肋骨の一番下に置きます。肋骨に沿ってさすり上げ、胸の中央から上に向かって手を動かします。両方の手を交互に追いかけるようにしながら流れるようなストロークを続けます。徐々に位置をずらしながら乳房の下から脇の下まで肋骨に沿って引き上げるようにさすります。

26　お腹のあたりに円を描く

　パートナーの脇に回って、両手を下腹部の上にそっと置き、しばらくそのままにします。そして両手を使って、時計まわりにゆっくりと大きく円を描くような動きをします。一方の手で円を描き終えてそっと体から離す際に、もう一方の手が常に体の上にあるようにします。

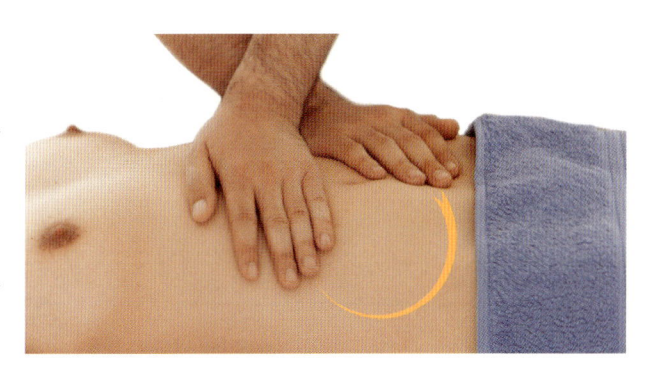

27　軽擦法で脚にオイルを塗る

パートナーの足元にひざまずき、オイルをのばした両手を一方の足首の前面に置きます。両手の指をまんなかに揃えた状態でさすり上げ、大腿の付け根で両手を左右に流し、一方の手は股関節の辺りへ、もう一方の手は大腿の内側へとなでおろします。そして両手で脚を包み込むようにして足に向かって引き寄せていき、足のつま先から手を離します。この動作を繰り返します。

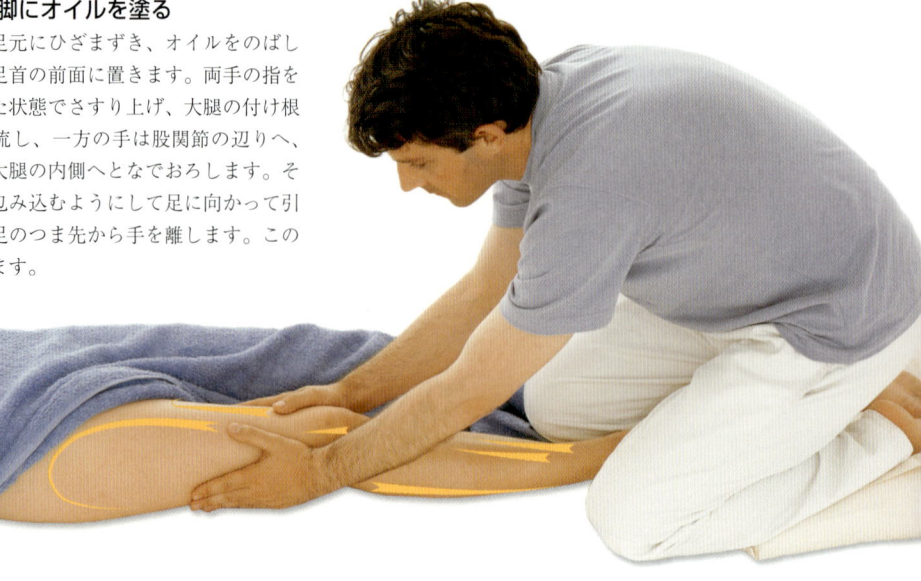

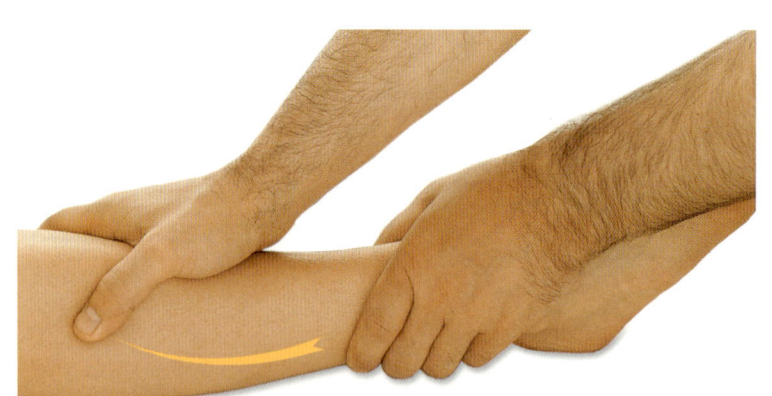

28　脚から「排出」する

両手の親指と人差し指の間を開いて「V」字型を作り、脚の丸みに合わせてあて、交互に上方向に押していきます。最初は脛骨の両側にある筋肉を押し、次に膝関節のまわり、最後に大腿の側面と前面を脚の付け根まで押していきます。

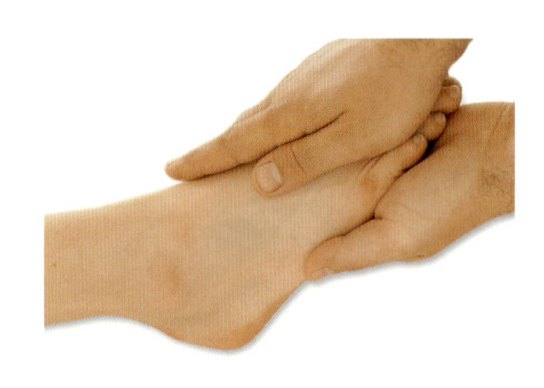

29　足を包み込む

一方の手をパートナーの足の裏に、もう一方の手を足の甲に置きます。両手で温かく包み込むようなストロークで、ゆっくり上下に動かしてから最後はつま先から手を離すようにします。数回繰り返した後、もう一方の脚と足にステップ27からのマッサージを行います。

繋ぎあわせる

マッサージの終わりに、長く流れるようなストロークで身体の各部を繋ぎあわせるようにして、全身の一体感を意識させるようにすると、施術を受ける人は常に心地良く感じるものです。軽いタッチのままで、ただしどんな小さな動きも省略しないように行って下さい。省略すると完結感が損なわれます。また、パートナーの身体のすべての先端部分まで必ず手を動かして下さい。繋ぎあわせるためのもう一つの方法は、あなたの両手に導かれるままに、パートナーの身体の上に手をおろし、その2ヶ所をあなたの両手で繋ぎあわせることです。最後に、ゆっくり手を離し、パートナーの身体にそっと大きな温かいタオルをかけて休息させ、リラックスの余韻をしばらく楽しんでもらいましょう。

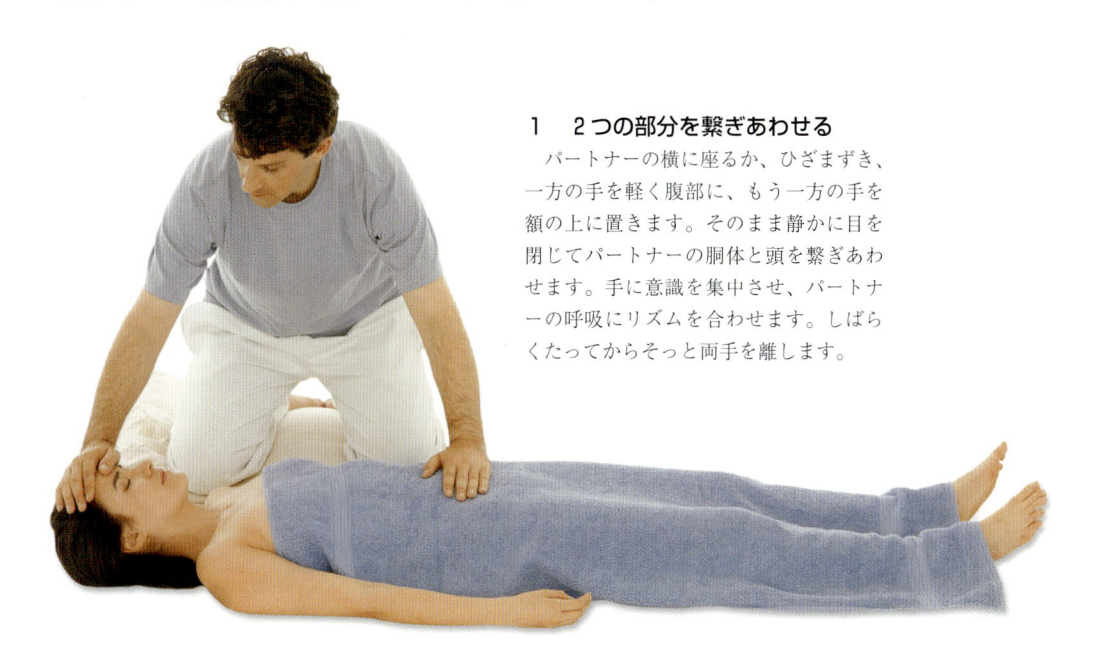

1　2つの部分を繋ぎあわせる

パートナーの横に座るか、ひざまずき、一方の手を軽く腹部に、もう一方の手を額の上に置きます。そのまま静かに目を閉じてパートナーの胴体と頭を繋ぎあわせます。手に意識を集中させ、パートナーの呼吸にリズムを合わせます。しばらくたってからそっと両手を離します。

2　繋ぎあわせるストローク

両手の中指と薬指をパートナーの額の上に置きます。そして頭頂部へさすりあげ、そこから左右に流して首の後ろ側へとさすりおろします。続いて肩を経由して腕から手へと向けてさすり、指先から手を離します。両手を額に戻して繰り返し、首の後ろ側へいったところで今度は胸の上側へと手をまわし、足に向かってさすっていきます。上腹部で両手を左右に流し、それぞれの脚を足先に向かってさすり、つま先から手を離します。

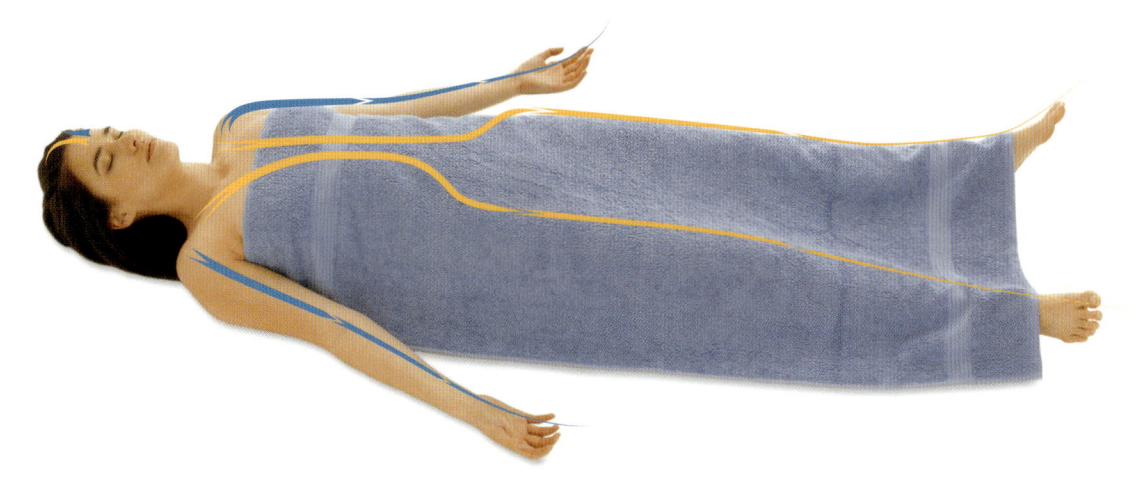

頭のマッサージ

　頭は身体の中枢部分で、頭蓋骨で守られた内側には驚異の器官、脳があります —— 脳は非常に複雑で神秘的な器官です。また、頭には7つある「チャクラ」というエネルギーの中心（p12参照）の内2つがあり、身体の中心線上に位置しています。宝冠のチャクラは頭頂部にあり、私たちの存在と霊性に関連しており、松果体のチャクラとも呼ばれる第三の目のチャクラは、額の中央部にあり、先見性、直観、知性に関連しています。頭中心の社会では、私たちの心は急き立てられ、負荷がかかりすぎてしまっていることがあります。そして、明快な思考をすることができずに混乱や疲労に陥ってしまうのです。その結果として現れるのが頭痛であることが多いのです。

　頭痛の原因は他にもいろいろあります —— その最も多いものはストレスで、ストレスは首や肩や頭皮の筋肉を緊張させます。他のタイプの頭痛には副鼻腔のうっ血、風邪やインフルエンザによるもの、月経に関連したもの、むち打ち症や首の怪我の関連で起こるもの、そして偏頭痛によるものがあります。偏頭痛は繰り返し起こるずきずきと痛む頭痛で悪心や嘔吐を伴うこともあります。マッサージも指圧も頭痛や頭部のうっ血に効果がありますので、以下のページではその両方から良く効く施術を紹介しています。

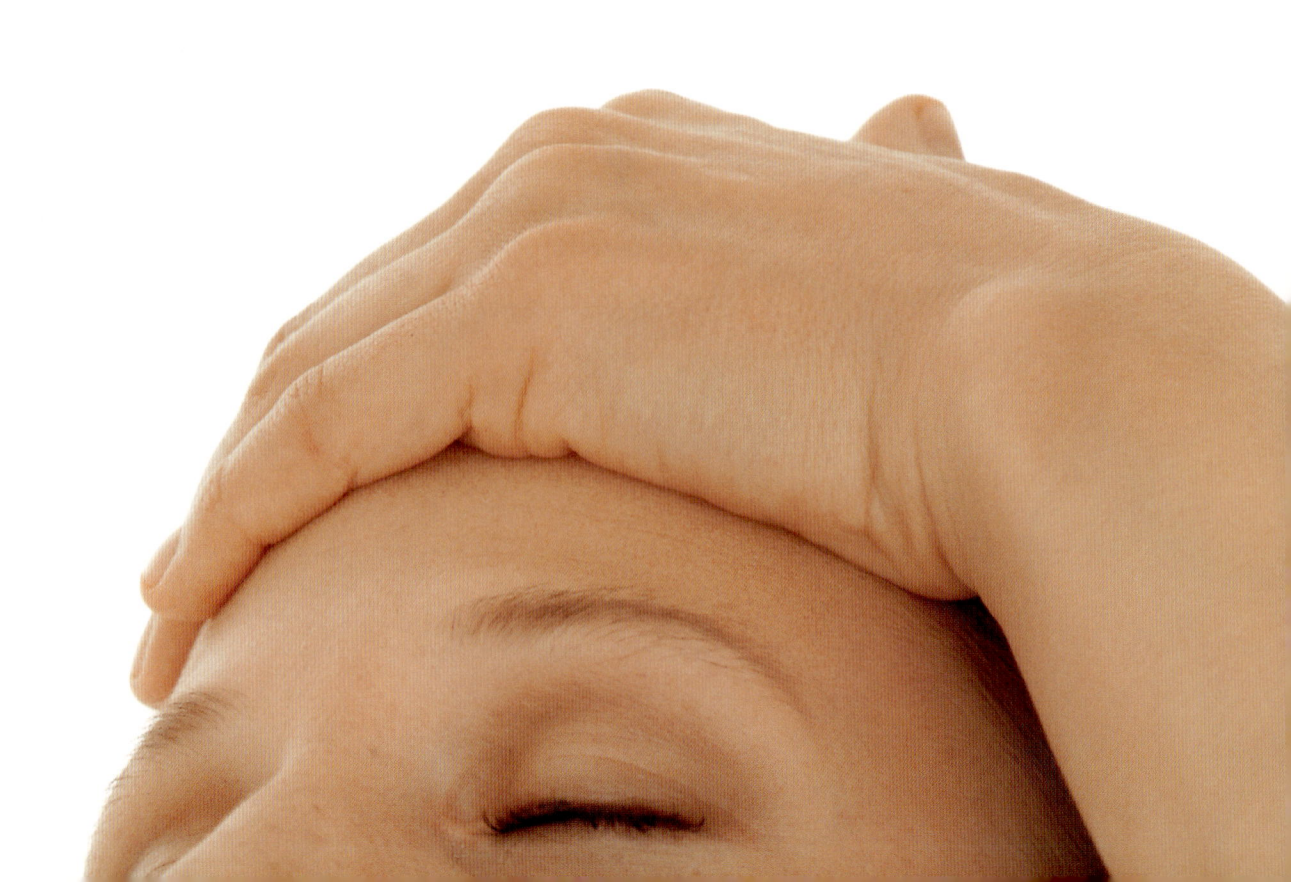

頭痛：マッサージ

　頭痛の種類を識別するのは難しいため、ここからのページではいくつかの手当て法を紹介します。様々なストロークを全部試してみて、パートナーにとって最も心地よいものに絞り込んでいくと良いでしょう。

　このページでは施術を受ける人は横になっていますが、46〜47ページでは座っています。47ページに紹介した一連のストロークは、古代インドのヒーリング・マッサージを取り入れたもので、痛みを和らげリラックスさせる動きです。

　カモミールとラベンダーのエッセンスはどちらも頭痛に効果があります（p21参照）。メリッサは偏頭痛に効きます。

　ステップ2のこめかみに円を描くストロークは特に効果があるでしょう。暗くした部屋で額に冷湿布（p91参照）をするのも有効です。頭痛の多くは肩や首、上背部（p54-59参照）へのマッサージも良く効きます。むち打ち症を患い頭痛が続く場合や、腕に痛みがある場合は、整骨療法家または医師の診察を受けて関節に損傷がないかどうか調べてもらったほうが賢明でしょう。

注意　急に激しい頭痛が起こり、首や背中のひどい凝りや発熱、四肢の脱力、嗜眠や錯乱、視野の欠損とてんかんの発作の両方またはいずれか一方を伴う場合には、直ちに医師の診察を受けて下さい。

1　額を細切れにマッサージする

　パートナーの頭の所にひざまずき、両手の親指を額の中央の、眉毛の少し上に置きます。その時他の指は頭の横側につけます。親指をゆっくりと、しっかりと中央からこめかみのほうへ引き寄せていって、生え際まできたら手を離します。この動きを小刻みに続け、額全体をカバーするようにします。

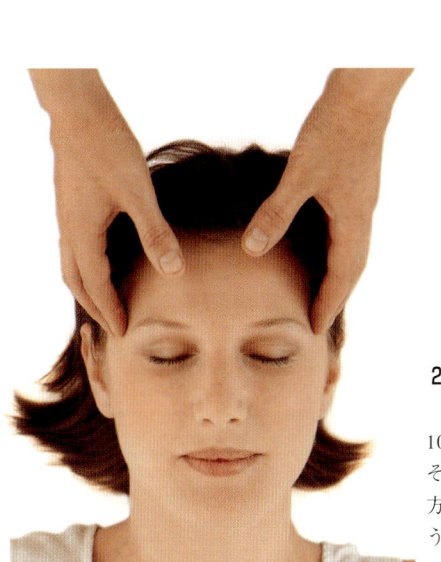

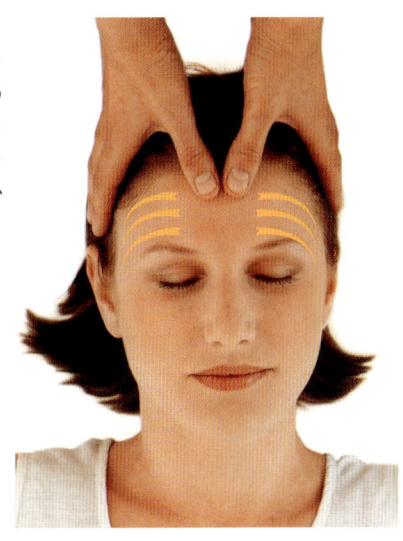

2　こめかみを押さえて円を描く

　指を伸ばしてパートナーのこめかみを10秒くらい押さえることから始めます。そしてゆっくりと圧力を緩めて、指を両方のこめかみの上でゆっくり円を描くように動かします。タッチの強弱の好みはパートナーに確認して下さい。

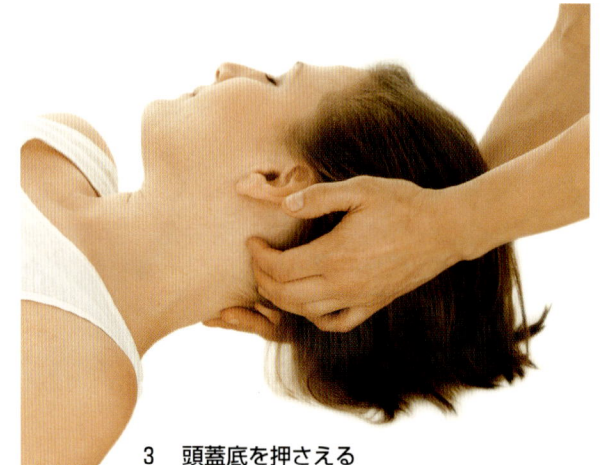

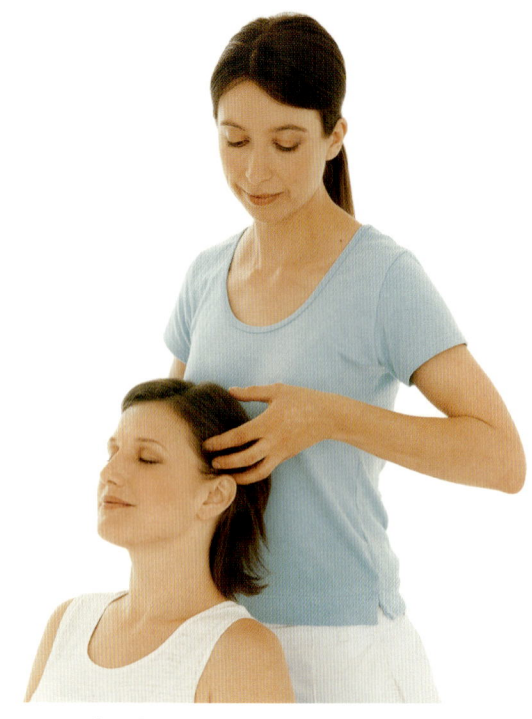

頭のマッサージ

3　頭蓋底を押さえる

パートナーの頭を頬が上を向くように回して一方の手の上に載せます。空いている方の手の指先を、頭蓋底の骨の内側に押し込むようにします。動きを止めて圧力を高め、やがてゆっくり緩めます。骨の縁に沿って押してみて凝りのある部分を探します。終わったら頭を回して反対側で同じように繰り返します。

4　生え際に沿って

パートナーの後ろに立ち、パートナーの頭をあなたの身体にもたれかからせるようにします。両手を「蜘蛛」のような形にし（上図参照）、指の先を使って額の上から頭蓋骨底まで生え際に沿って頭皮をマッサージします。指はゆっくり動かし、パートナーが必要としているだけの圧力を加えます。

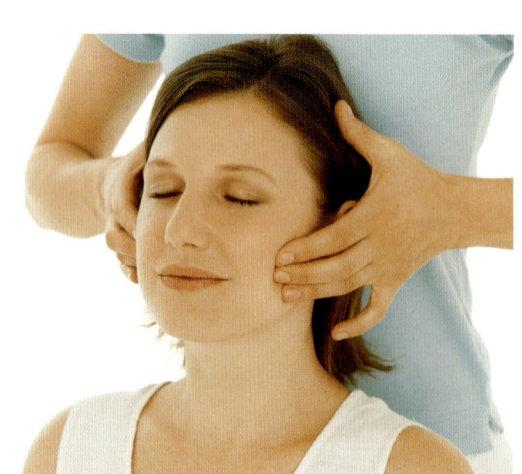

5　顎の筋肉を押さえて

両手の指の腹を顎の筋肉の上に置きます。筋肉を見つけにくい時は、指を頬の上に置いて、パートナーに歯を食いしばったりゆるめたりしてもらいましょう。そうすると顎の筋肉が上がったり下がったりするのでわかります。筋肉が見つかったら、あたり全体を指で押して円を描くようにマッサージを始めます。ゆっくり、十分にマッサージを行い緊張をほぐすようにします。

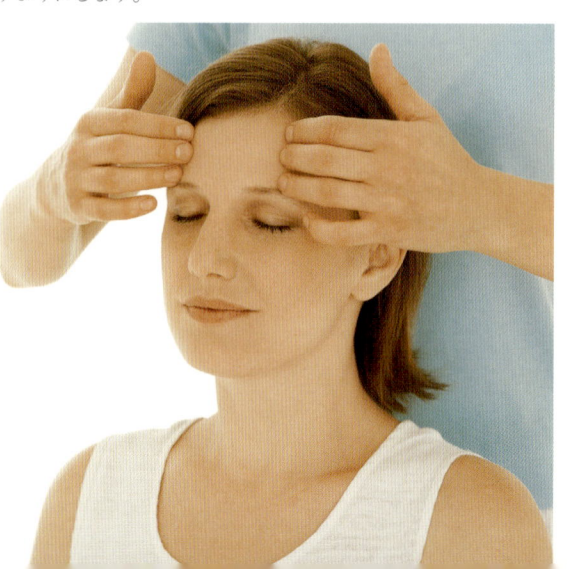

6　指先で癒す

パートナーに自分の呼吸に集中してもらい、指先を縦に揃えて額の両側、丁度眉毛の上のまんなかあたりにごく軽く置きます。肩の力を抜いたまま、意識を「腹」に集中させて、指先を軽く触れた状態を数分間維持します。

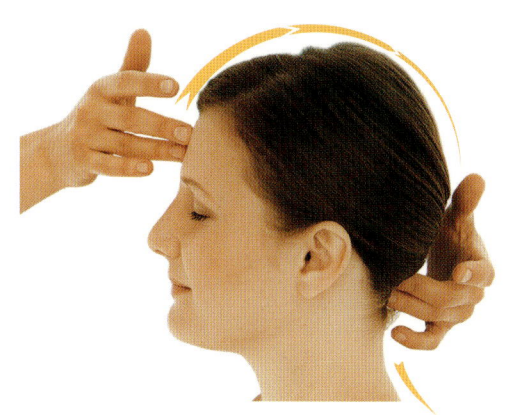

7　頭頂に向かってさする

一方の手の中指と薬指を額の中央にあて、もう一方の中指と薬指を盆の窪（首の後ろの中央の窪んだ部分）にあてます。額にあてた手を動かして、頭蓋骨の中央線を通って盆の窪にある指に出会うように軽くさすります。手が合流したら、頭の後ろから緊張を外に排出するような感覚で、両手を外側に引っ張るようにして離します。この動作を繰り返して下さい。

8　頭から肩へさする

パートナーの後ろに立ち、両方の手の同じ指を額の中央にそっと置きます。指を頭頂部へ向けて軽く引き寄せ、左右に流し、頭の横から耳の後ろ、首の横から肩の線を通って手を離します。この動作を数回繰り返して下さい。

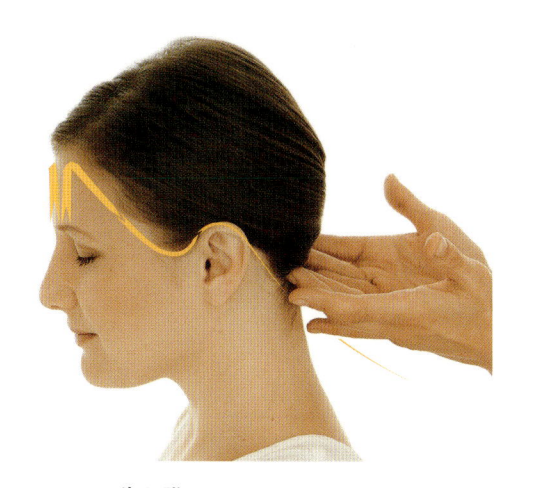

9　生え際のまわりをさする

ステップ8と同様に指を額の中央にあてて始めます。指を額から生え際に向かってそっとさすり上げ、手を左右に流し、それぞれ生え際に沿って動かします。耳の後ろではカーブを描き、頭蓋骨の縁に沿って盆の窪まで動かしたところで両方の指が出会ったら、ステップ7と同様に緊張を外に排出するような感覚で手を離します。この動作を数回繰り返して下さい。

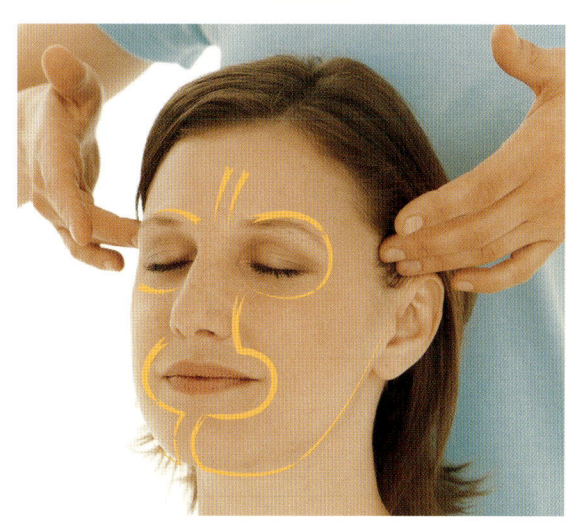

10　顔のマッサージ

両手の同じ指を使って、額の中央からまずまっすぐ下にさすりおろしたところで、外側に向かってそれぞれの目のすぐまわりを1周した後、鼻に沿って下におろし、口のまわりをなぞって、下唇の下で両方の指が出会うようにします。続いてその指を顎先までおろし、顎骨に沿って耳の上へとなで上げます。耳の後ろを通り、頭蓋骨の縁に沿って盆の窪まで来たら手を離します（ステップ9を参照）。この動作を数回繰り返します。

頭痛：指圧

頭痛は消化不良や毒素の排出が不十分といったことからよく起こります。これらの機能に関係する経絡のほとんどは首、中背部から上背部に沿って通っており、エネルギーの流れにアンバランスが生じると頭の各部に影響が出ます。上背部や肩、首のまわりをここで紹介しているように刺激すると、停滞しているエネルギーを適切な経絡へ流すことができて頭痛が和らぎます。ステップ6にあるように、身体の他の部分、例えば足、脚、手、腕、肩などにある経絡にある「ツボ」を押さえることも有効です。「ツボ」に痛みを感じる場合は、軽い圧力で押して、気持ちの良い方法でかすかに振動させます。

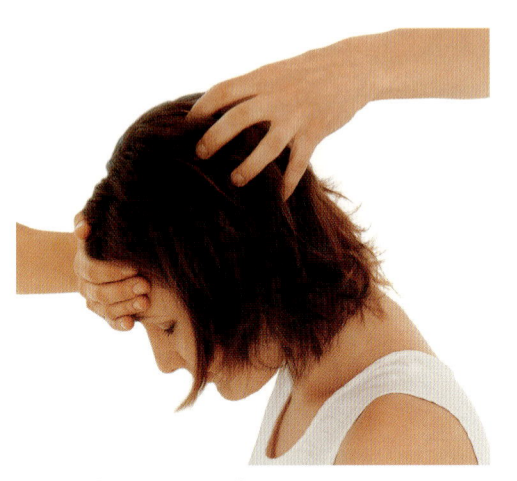

1　頭皮のマッサージ

パートナーの頭を前に傾けて、カップ状にした一方の手で額を支えます。空いている方の手の全部の指を使い、シャンプーするときのような動きでゆっくりと頭皮全体をマッサージします。パートナーが最も痛みを感じている部分の頭皮に意識を集中させて下さい。

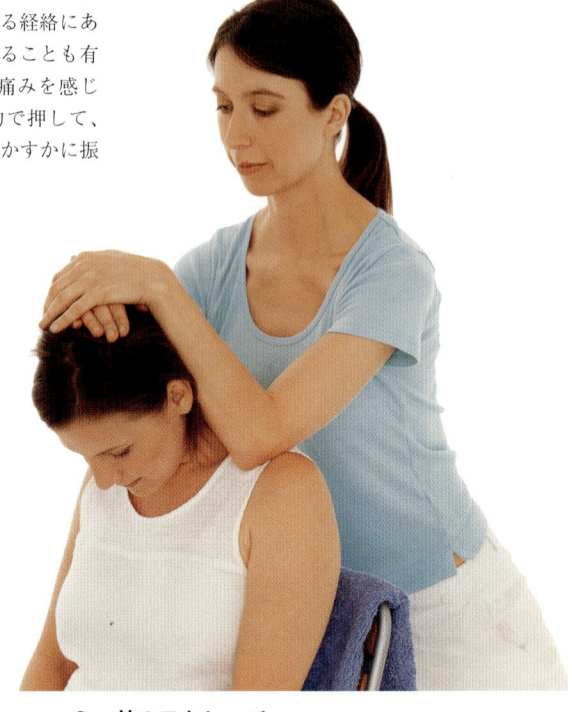

2　首のストレッチ

両肘をパートナーの肩の前側にあて、肩を軽く後ろに反らすような感じでパートナーの身体を後ろから支えます。両手をパートナーの後頭部に置いて、パートナーの頭をできるだけ前に倒します。30秒位そのままにし、その間パートナーは深い呼吸をします。強い圧力を加えないように注意して下さい。

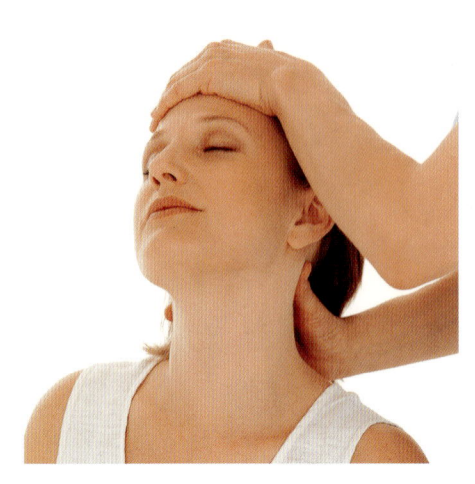

3　首を横に揺らす

パートナーの頭はまだ前に傾けたままで、一方の手をカップ状にして額を包み込み、もう一方の手の親指と残りの指の間を広げて首の後ろを支えます。そしてゆっくりと頭を後ろに起こし、首を支えている手にもたれかからせるようにし、半円を描くように左右に軽く揺らします。最後に頭をまっすぐ起こします。

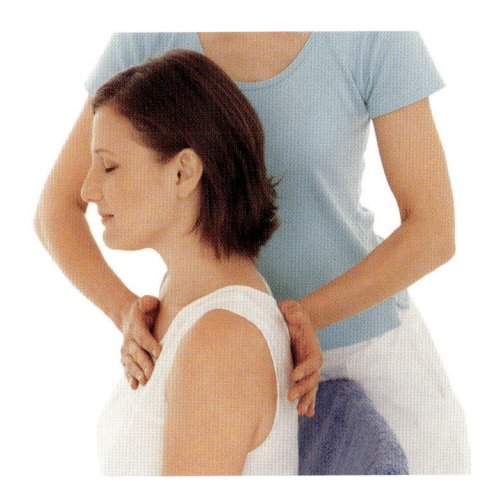

4　手のひらの根元

パートナーの横に立ち、一方の手を胸の上側へ置きます。もう一方の手の手のひらの根元を使って、背骨と肩甲骨の間の部分と、肩の上の筋肉に向かって、しっかりと円を描きながら振動を与えるような動きを行います。反対側に位置を変えて、同じように繰り返します。

5　肩の上を押す

パートナーの後ろに立ち、右図のように両手の親指の腹を肩線上の首の付け根に置きます。体重をかけて徐々に圧力を加えていき、数秒間そのままにしてからゆっくりと力を抜きます。この方法で肩の先に向かって骨と骨の間の柔らかい組織の部分を押していきます。

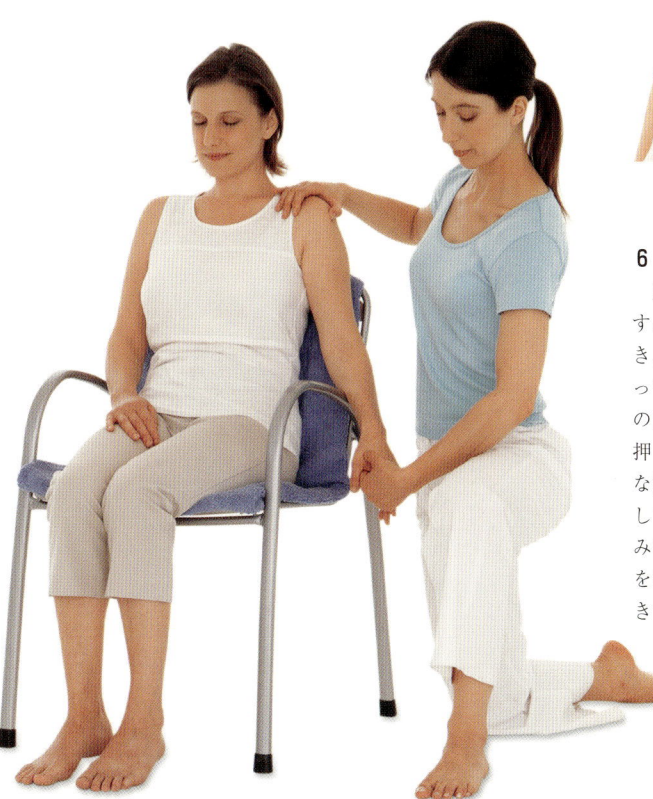

6　2点を繋ぎあわせる

片膝を立ててパートナーの横に座ります。一方の手をパートナーの肩の上に置き、もう一方の手の親指と人差し指を使って、パートナーの手の親指と人差し指の間の肉の部分を静かに圧迫するように押します。その間、肩の骨の外側の小さな窪みを親指で押し込み30秒そのままにします。左図で印をつけた部分の中で痛みを感じるポイントを、同じように親指を使って軽く押しながら繋ぎあわせていきます。

副鼻腔のうっ血

　副鼻腔は頭蓋内にある空気のつまった洞で鼻腔とつながっています。そして鼻の粘膜が炎症やうっ血を起こすと、副鼻腔へ至る小さな通路が塞がってしまうのです。このことが副鼻腔の不快感や炎症につながり、顔の痛みや頭痛を起こすこともあります。

　以下に紹介する一連のマッサージは、副鼻腔がある骨のまわりや上で行うものなので、パートナーは横になった状態で、ゆっくり慎重に行う必要があります。圧力の加減をパートナーに確認して下さい。ここではマージョラムまたはラベンダーのエッセンス（p21参照）を使います。

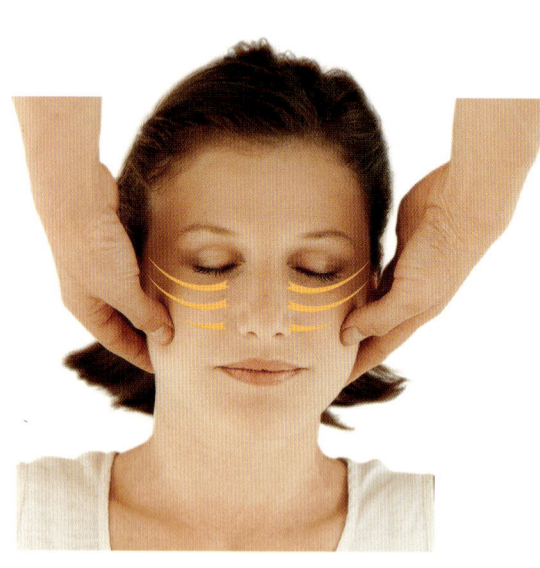

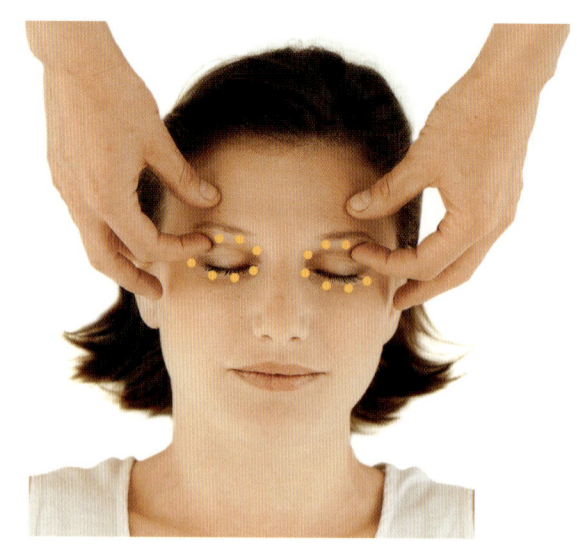

1　眼窩のまわりを押す

　横になったパートナーの上瞼の上の骨の鼻寄りの部分に指先を載せます。骨の上と下を押しますが、圧力を加えては一旦止め、そして緩めます。指の位置を少し外側にずらして同じ動きを繰り返します。こうして目のまわりを一周しますが、下瞼の下の骨を押すときは親指を使います。

2　頬骨の上を掃き出す

　両手の親指をパートナーの頬骨の上、ちょうど目の下の鼻の際に置きます。ゆっくり、しっかりと頬の曲線に沿って生え際まで掃き出すようにします。少しずつ位置を下にずらしながら同じ動作を繰り返します。こうして細切れに頬骨を掃き出しながら、頬骨の下まで続けます。

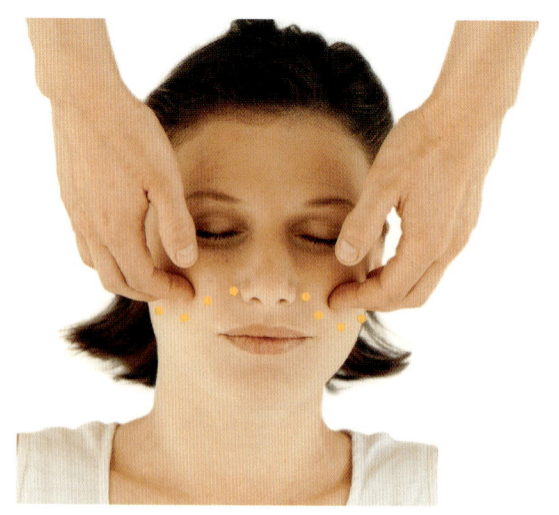

3　頬骨の下を押す

　両手の人差し指と中指の先を使って、鼻の両脇のあたりから押し始めます。左右の頬骨の縁の下を押し上げるようにします。徐々に圧力を加えては止め、そして緩めます。少し外側に位置をずらして同じように押します。骨の縁に沿って耳に届くまで押していきます。

風邪

　風邪はウイルスの感染によるもので、体に自然に備わった抵抗力が低下していると、風邪をひく確率は高くなります。風邪をひいた場合あなたにできることは成り行きに任せるだけです。

　顔と頭のマッサージはうっ血を取るのに役立ちます。このセクションの一連のマッサージのどれも役に立つかもしれません。ここに紹介する2つの指圧テクニックは「ツボ」に働きかけるものです。これらはうっ血を取り、粘液の排出を助けます。額にある「印堂」の「ツボ」は、風邪と副鼻腔のトラブルの両方からくる頭重感を和らげます。ローズマリーまたはユーカリのエッセンス（p21参照）が有効でしょう。

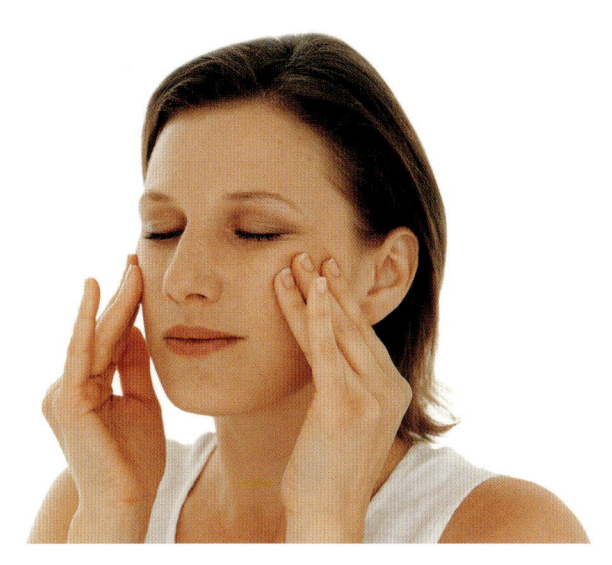

1　自分でオイルマッサージを行う

　ユーカリまたはローズマリーのエッセンス（p21参照）を使います。鼻や副鼻腔のあたり全体を、マッサージしながらオイルをそっと塗り込んでいきます。症状が胸に出ている場合は、胸の上側にも塗って下さい。小さく、深く円を描くような動きでオイルが皮膚に完全に擦り込まれるようにします。

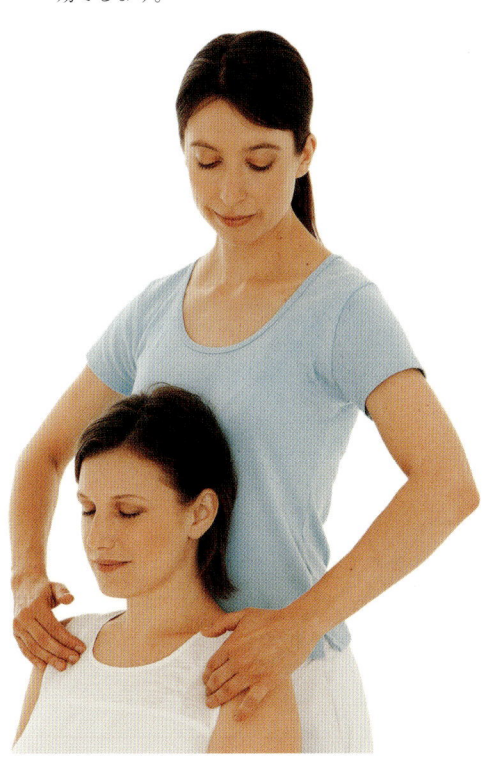

2　肺のツボ（指圧）

　パートナーの後ろに立ち、身体をあなたにもたれかからせるようにします。肩関節のまわりを手で覆って、指先が肩と胸の間にある窪みにあたるようにします。指を少し前に動かして、指先の下にある筋肉を小さな円を描くようにして、指先に圧力をかけながらマッサージします。

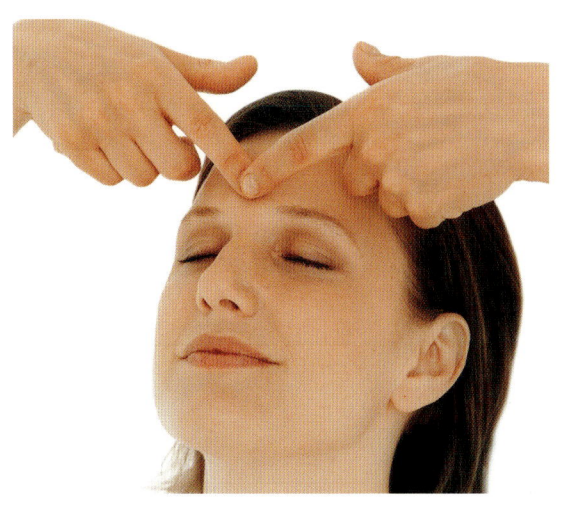

3　印堂のツボ（指圧）

　まずあなたが膝を曲げて座ってから、パートナーに横になってもらいます。パートナーの頭をあなたの両膝の上で支えます。両手の人差し指の先を重ねて、眉と眉の間の眉毛の高さよりほんのわずか高い位置に置きます。軽く圧力を加えながらこの「ツボ」の上で小さな円を描くようにして皮膚を微妙に動かします。重ねた指の上の方の指で微妙な動きを生み出し、下の方の指ではその動きを「感じとる」ようにします。

首、肩、上背部のマッサージ

　頭と肩の橋渡しをしている首は、膨大な数の活動が忙しく行われている接合部です。首を通る主要な血管が胴体と頭をつないでいます。脊髄神経は、首の椎骨を通って脊椎の下の方まで延び、脳と全身の各部の間で信号を伝えています。喉には食物や空気の通り道だけでなく喉頭もあります。肩関節は身体の中で最も広範囲に動くため、使い過ぎたり、物を持ち上げる時の方法が悪かったり、急に音をたてて動かしたりすると肩や首のあたり全体をすぐに痛めてしまいます。ストレスがかかった時に凝りが最も発生しやすい部分は肩と首の筋肉です。このあたりはまた、腕や身体の動きあるいは声を通して感情を表現することに関係している喉のチャクラ（p12参照）とも関連があります。心臓のチャクラに関係している感情（p12参照）もまた腕を使って表現されます。私たちが自分の感情を抑えようとする時は、実際に喉や肩や胸のあたりの筋肉を縮ませて押え込もうとしているのです。緊張によって肩をそびやかした状態は恐れを反映していることがあります。私たちが何か実際のあるいは想像上の脅威に立ち向かおうとする時には、こうした「驚愕反射」の姿勢をとるのです。このような理由から私たちはしばしばこのあたりに不快な症状を経験するのです。

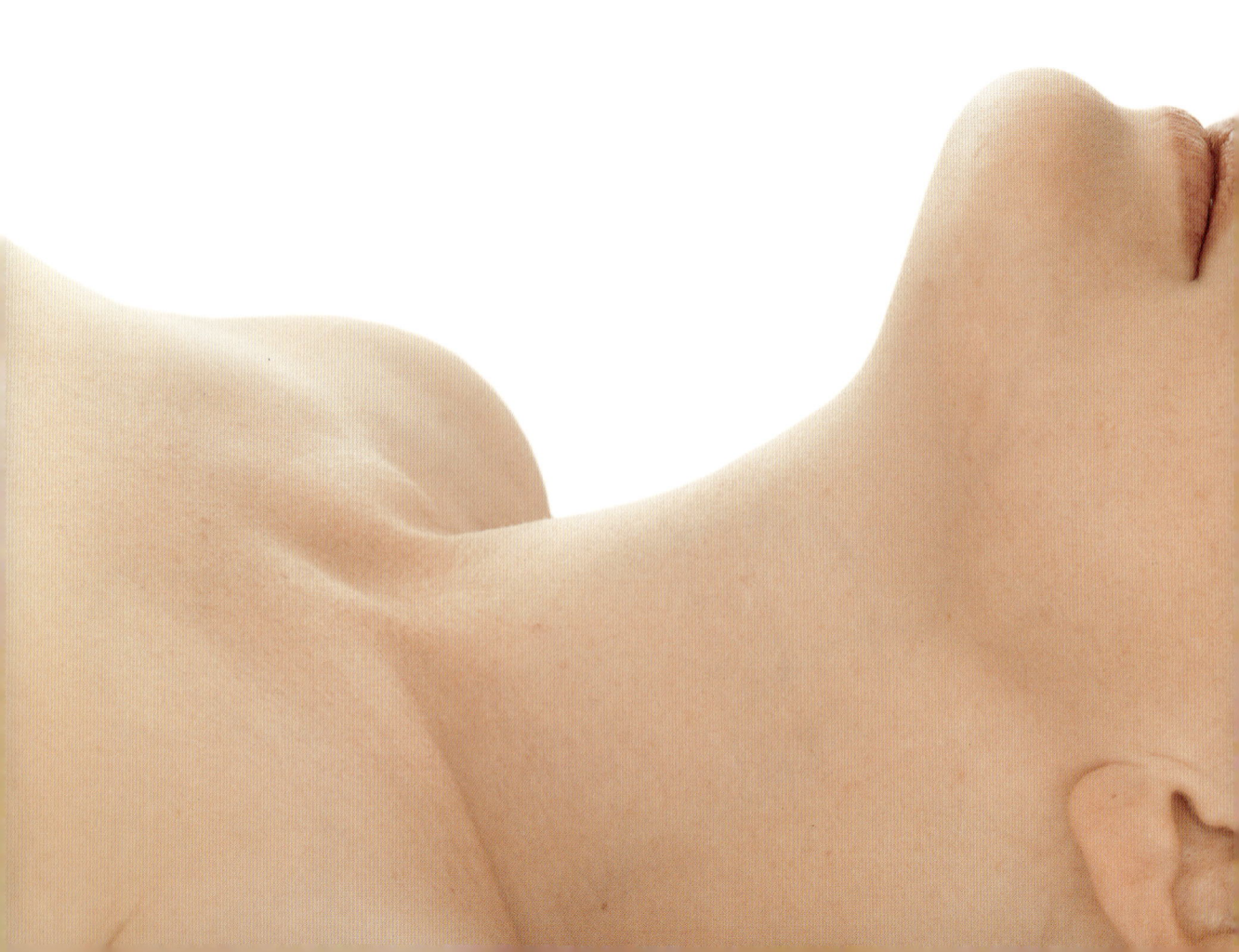

首、肩、上背部のマッサージ

肩の凝り、関節炎、筋違い

首の凝りは、不自然な姿勢で眠ったり、冷えたり、筋肉や靭帯の筋を違えたり、急に音をたてて動かすことで起こります。また、単に不安から起こったりします。

次に紹介するマッサージのストロークを行う時には、タッチはそっと、しかししっかり力を込め、常にパートナーが我慢できる痛みの限界を超えないように注意して、ゆっくりと行って下さい。パートナーが首の関節炎（p92参照）を患っている場合はp54-55のステップ4と8を省略して下さい。ローズマリーのエッセンス（p21参照）を試してみて下さい。首の痛みには湿布（p91参照）も有効です。

1 首の後ろへのストロークおよびストレッチ

仰向けになったパートナーの首の後ろを、首の付け根から頭蓋底まで両手を交互に動かしながらさすり上げます。次にカップ状にした両手を後頭部の下にして手前に引き寄せて首を伸ばします。親指がパートナーの耳の中に入らないように注意して下さい。その後両手を後頭部に沿ってなで上げ頭頂部で手を離します。

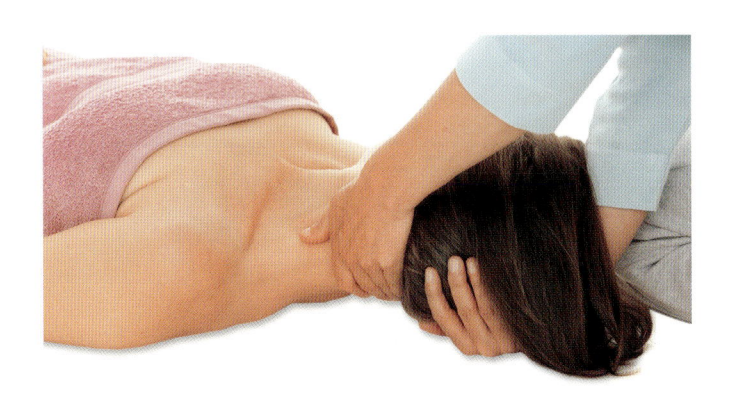

2 首の後ろをストローク

最初に両手をカップ状にしてパートナーの首の後ろの頭蓋骨の回りにあてがいます。親指はそれぞれ耳の前にあてます。そして頭を軽く持ち上げ、そっと片方のカップ状にした手の上で支えます。パートナーに気持ち良い位置を確認して下さい。空いた方の手で首の後ろからまっすぐ頭蓋底までゆっくり円を描くようにしっかりマッサージしていきます。

3 首から肩へのストローク

手の平を下にして指を揃え、首の横、頭蓋骨のへり（周縁）から肩の上部まで、ゆっくり降ろしていきます。指の腹はしっかりとさせ、首と肩の筋肉の緊張をなめらかにして、ときほぐすようにします。これを数回繰り返し、パートナーの頭を反対に向け、ステップ2から反対側を同様に行います。

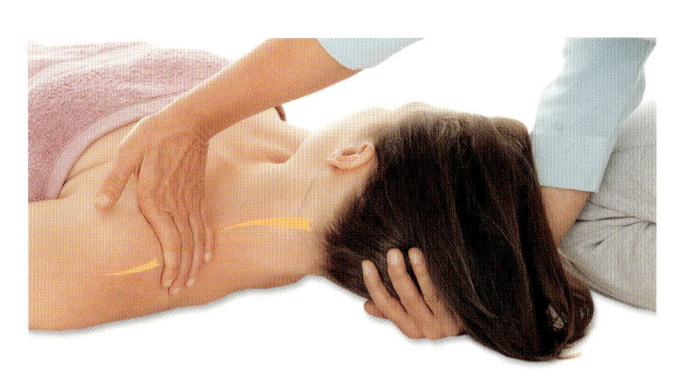

首、肩、上背部のマッサージ

4　首の横を伸ばす

　片方の手をカップ上にしてパートナーの頭蓋骨の下にあて、頭を肩の方に向かって横に引っ張ります。空いている方の手の指先は床に向けた状態で、首の横を肩から肩関節の先に向かって図のようにさすっていきます。パートナーの手の方に向かってしっかり押し下げ、あなたの両手の間でパートナーの首の横を伸ばします。そして手を肩から首へとさすり上げながら元の位置に戻し、同じ要領で2回ストレッチを繰り返します。手を逆に使って反対側の首の横を伸ばします。

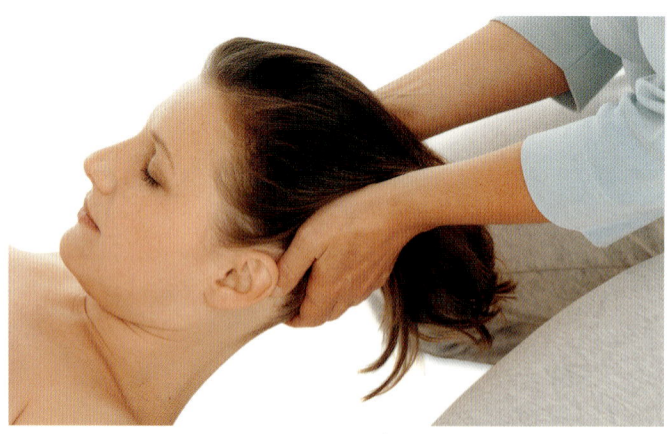

5　首を前後に伸ばす

　両手をカップ状にしてパートナーの頭蓋骨の下にあて、ゆっくり頭を前の方に持ち上げます。上図のように顎を胸につけるような感じで、限界まで持ち上げます。頭をおろしたらもう一度繰り返します。今度はカップ状にした手の片方だけを頭蓋骨の下に置いて、もう一方の手は頭頂部に置きます。右図のように指先は床の方を向けています。頭をまっすぐ後ろに傾けて顎ができるだけ高く上がるようにします。元に戻してもう一度繰り返して伸ばします。終わったら頭をそっと元の位置に戻して休ませます。

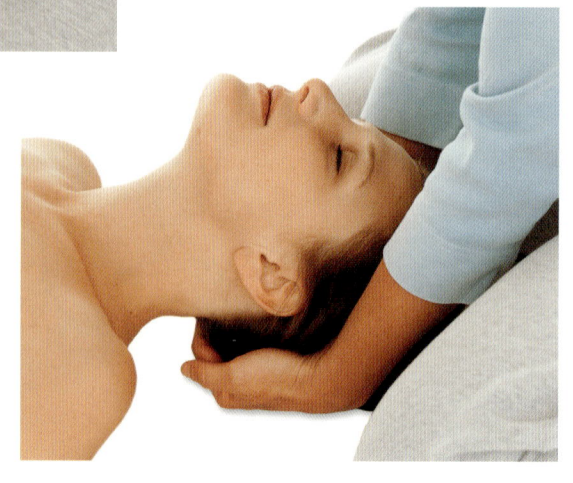

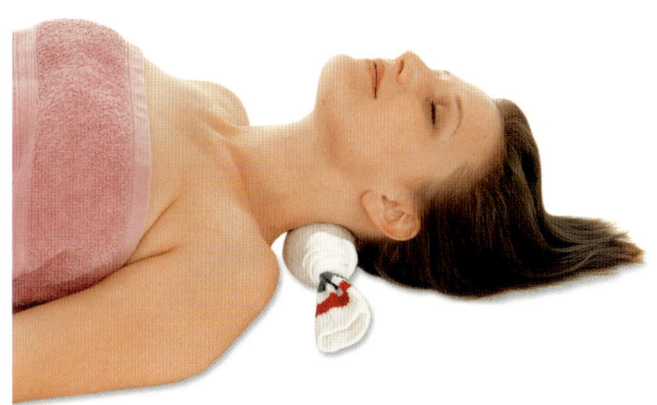

6　関節炎と首痛を自分で手当てする

　２個のテニスボールを靴下の中に入れ、口を結びます。その上に仰向けになって、テニスボールがちょうど首の付け根つまり頭蓋底のすぐ下に来るようにします。ボールが首の両側にあたる状態です。これを１日５分程続けて下さい。首痛や骨関節症が非常に楽になります。

注意　めまいを感じたり、痛みがある場合には、すぐに中止して下さい。

7　首をマッサージする

　パートナーをテーブルに向かって座らせ、頭を自分の両手で支えてもらいます。首の後ろや両側を静かに圧迫し、次にリズミカルな動きでさすります。ゆっくりと手を動かし、圧力のかけ具合はパートナーに決めてもらうようにします。首の筋肉の延長でもある上背部と首の付け根にも、ゆっくりとしっかり捏ねるように揉んでマッサージしてみて下さい。

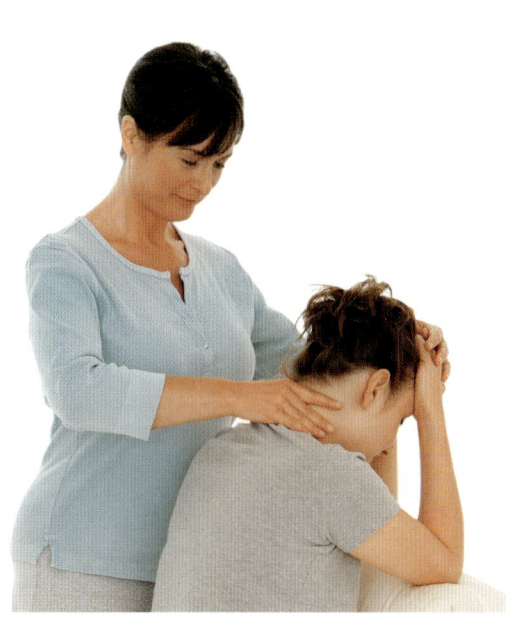

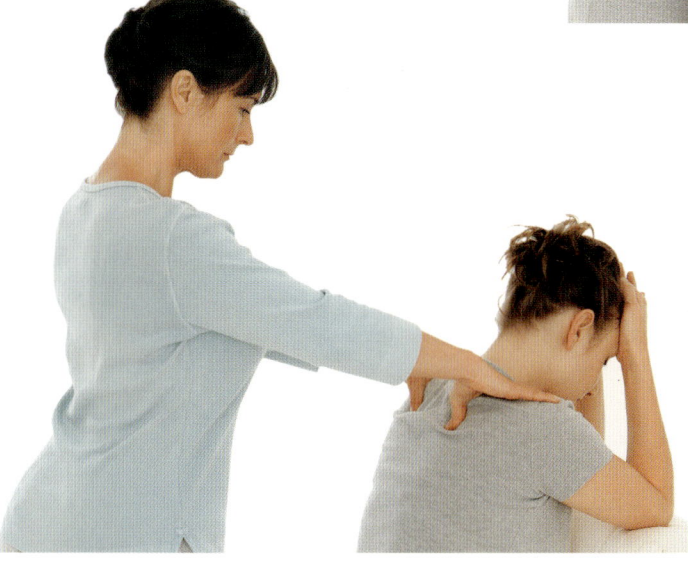

8　肩上部と首付け根のマッサージ

　椅子に腰掛けたパートナーの後ろ側に立ち、パートナーの肩に手をそっと置きます。この部分は私たちのほとんどが緊張をかかえているところです。捏ねるように揉む方法や親指で円を描く動きを使い、首の付け根にある背骨左右にある筋肉を全体的にマッサージします。それから肩上部にそって、つかんだり揉んだりして下さい。パートナーにどうしたら気持ちが良いかと感想をきいてみて下さい。

上背部と肩の凝りや痛み

　上背部の凝りは筋肉の緊張や関節炎から起こります。精神的なストレスもまた、長時間デスクに座っていた時や反復的な腕の運動を行った時と同じような筋肉の緊張を引き起こすことがあります。指圧では、上背部は肺と心臓に関係しているとされており、ここを指圧することは、これらの器官に影響を与え、喘息や気管支のトラブルなどを和らげるのに効果があります。ベルガモットかローズマリーのエッセンス（p21参照）を使ってみて下さい。この部分の筋肉痛は湿布（p91参照）を使って和らげることもできます。

注意　関節炎や負傷した関節を手当てする前にp90-93を参照して下さい。

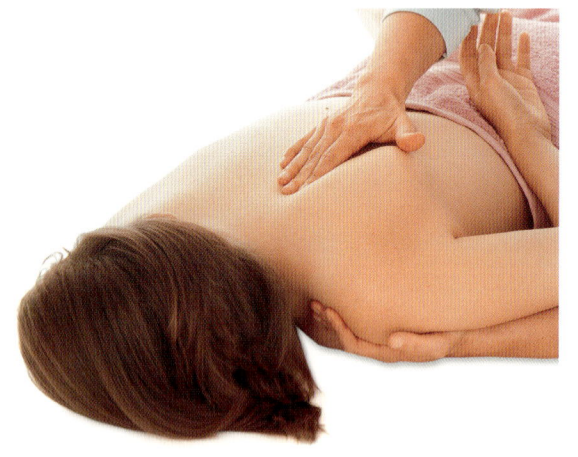

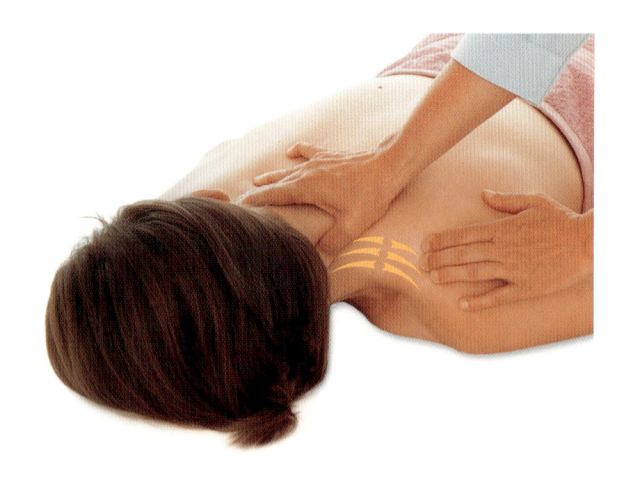

1　肩の筋肉をストレッチする

　このストロークで、肩の上部と後方、首上部にかけて広がっている筋肉をストレッチします。パートナーに向こうをむいてもらいその後ろ側にひざまずきます。親指を大きくひろげて、首から頭蓋底までゆっくり移動させ、他の指は肩の上部に沿わせます。これを繰り返し、肩甲骨の上部にそって違ったポイントを行き来させてください。

2　肩甲骨の端を円を描くように

　パートナーの手を優しくとり、下背部（腰）の上に置き、あなたの外側の手はパートナーの肩の下に差し入れてカップ状にします。こうすることで肩甲骨が上がります。もう一方の自由な手の指の腹をしっかりとさせて、背骨と肩甲骨の縁の間の部分を円を描くように動かせてください。そのとき肩甲骨の下を圧迫するようにします。

3　肩関節を回す

　パートナーの腕を右図のように支え、もう一方の自由な手でパートナーの上腕部をつかんでください。肩の下にある手で大きくゆっくりと円を描くように回し、反対側にも回します。この動きの間前腕部を外側に動かさないようにしてください。回しているのは肩関節であることを常に意識します。

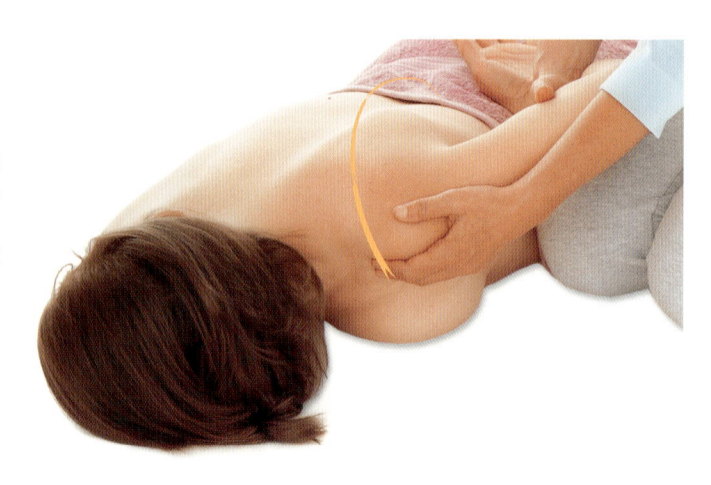

4 「サンドイッチ」するように

仰向けになったパートナーの横に肩の方を向いて座ります。一方の手を相手の上背部の首の付け根に置き、もう一方の手を胸の中央部、鎖骨のすぐ下に置きます。両手をゆっくり、しっかりと自分の手前に引きつけるようにしながら肩関節に向かって圧迫します。これを数回繰り返して下さい。

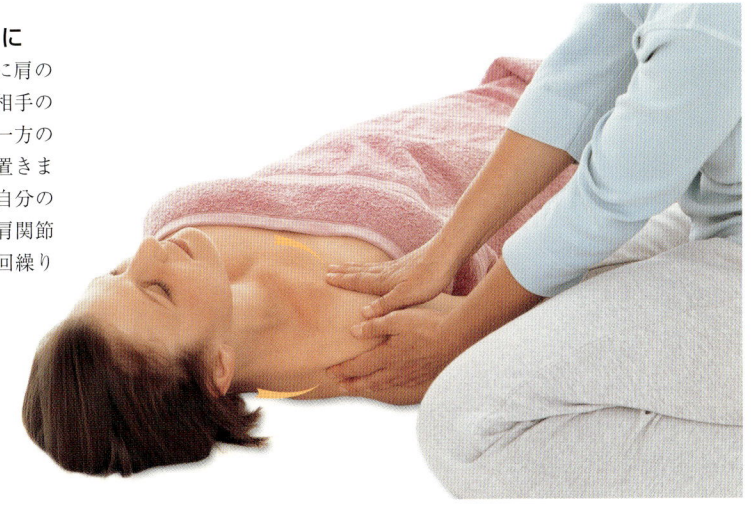

5 肩関節を伸ばす

パートナーの横にひざまずき、相手の頭の方を向きます。パートナーの手首をとって、両手で持ちます。その時、両方の親指を相手の手のひらに置きます。そしてパートナーの頭よりも高い位置で腕を持ち上げ、向こう側へ引っ張ります。力を緩めて、もう2、3回伸ばします。終わったら腕を体の脇に置いて休ませます。反対側の肩にステップ4以降のマッサージを繰り返します。

6　脊髄筋に沿って引っ張り上げる

パートナーの頭の方に座り、両手を背骨の両側に手のひらが隠れるくらい差し込みます。指の腹を使って背骨の両側にある筋肉を押していってから、凝りの塊をならすように両手をこれらの筋肉に沿って首の付け根までゆっくり引き寄せます（下図の縦方向の矢印を参照）。これを数回繰り返して下さい。

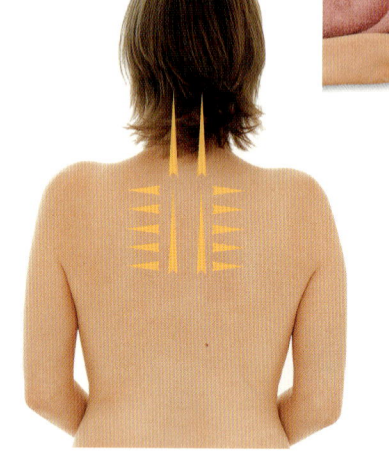

7　背骨の近くを押して肩を揺らす

パートナーの肩の横に、脇の方を向いて座ります。両手を肩甲骨の下に入れ、右上図のように指先が背骨に当たるまで差し入れます。指の腹を使って背骨の近くの筋肉をゆっくりと押し込んでいきます。背骨に沿って場所を変えながら押し、次に両手を肩甲骨の端まで手前に引き寄せます（上図の横方向の矢印を参照）。そこから押し上げ自分の体を後ろに傾けるようにします。そうすることで右図のように肩全体をストレッチしながら骨を引っぱることができます。指先を使って、上下に跳ねる動作をするのもいいでしょう。反対側にも同様に行います。

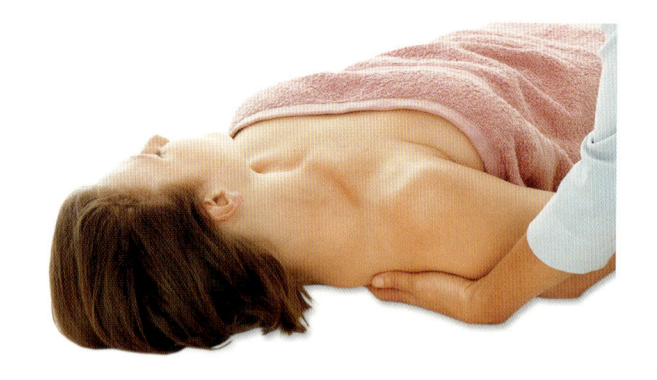

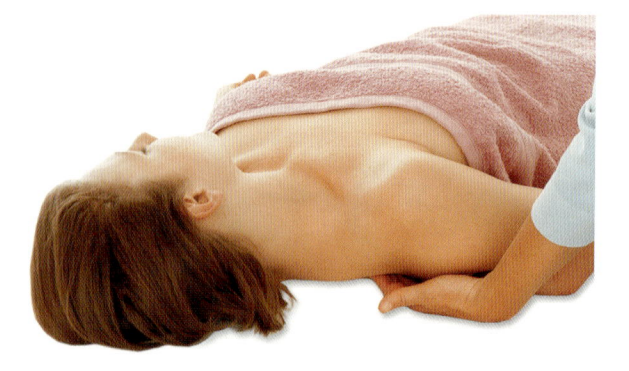

上背部の凝りと痛み：指圧

上背部の膀胱経に沿って腰の方へ強く押していくと、このあたり全体をリラックスさせ、肺と心臓の機能に良い影響を与えることができます。

肩の前面が弱いと上背部の経絡と筋肉に凝りが生じることがよくあります。ここで紹介するストレッチ法は、胸の上部を広げて凝りをとるのを助けます。

一方で、上背部の痛みは腰椎のトラブルによっても起こることがあるので、背部のトラブルは全身的にとらえる必要があります。中背部と下背部（腰）のあたりもできる限り同時に手当てをして下さい。

1 親指で膀胱経を腰に向かって押していく

うつ伏せになったパートナーの頭のところに座り、両手の親指の腹を上背部の一番上の背骨の両側に置きます。体重を親指に移動させながら徐々に圧力をかけていきます。しばらくそのままにしてからゆっくり力を緩め、腰方向に徐々に位置をずらしながらこの動きを繰り返します。これを3回繰り返して下さい。

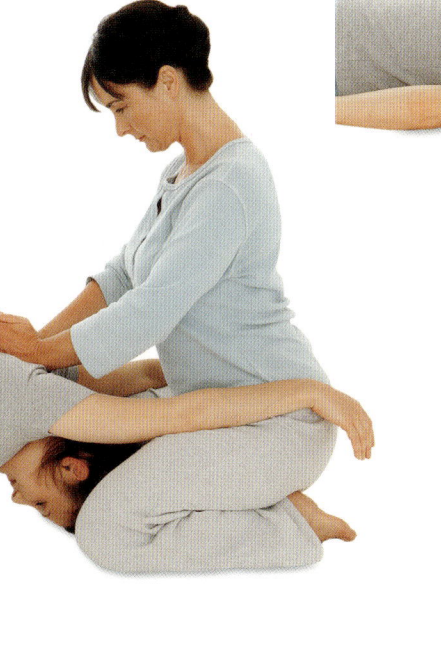

2 上背部を伸ばす

パートナーに起き上がってもらい、踵を腰につけて正座し、両腕をあなたの大腿に向かって伸ばしてもらいます。肩と背中の力を抜くように促して、両手の側部をパートナーの首の付け根の背骨の両側に置きます。「腹」から力を出して手から出る圧力を増します。そしてゆっくりと慎重に上背部の筋肉を腰に向かって押していきます。

3 肘を伸ばす

あぐらをかいて座ったパートナーに両手を頭の後ろで組んでもらいます。相手の後ろに立ち、片方の脚の側部を相手の背中に当て、パートナーの両肘を両手で包み込むように持ちます。あなたの脚でパートナーの背中を支えながら、パートナーに息を吐いて腕をゆっくり後ろに伸ばすように言います。しばらくそのままにしてから力を抜きます。これを2、3回繰り返します。

胸のマッサージ

　　　　胸は身体の感情の中心で、同情、愛、自己開発に関係する心臓のチャクラ（p12
　　　参照）があります。また、呼吸の中心でもあります。緊張で締め付けられることが
　　なければ、息を吸い込み、吐き出す度に胸郭は自由に拡張し収縮するものです。胸
　のあたりに少しでも緊張があると、呼吸が制限され、それによって体内に取り入れ
て使うことのできる酸素の量が制限されるのです。また、胸のトラブルは感情を抑
え込むことによって起こる場合が多く、「胸のつかえをおろす」というような表現
　もあるほどです。喘息の発作はアレルギー反応で起こることが多いのですが、不安
　　やイライラによっても引き起こされます。胸のトラブルがある人は乳製品（粘液を
　　　産出すると考えられている）の摂取を減らしてみると良いでしょう。喫煙している
　　　　人はたばこをやめるべきです。ここからのページでは胸から粘液を排出しやすくす
　　　　　るストロークや、呼吸を助け、深くするためのストロークが紹介されています。こ
　　　　　の部分をマッサージするときに注意しなくてはならないのは、身体の前面は背中に
　　　　　　比べてより傷つきやすく「無防備」であるということです。マッサージを始める
　　　　　　　前に、両手をパートナーの胸の上にそっと置いて呼吸のリズムにあわせ
　　　　　　　　るようにしましょう。パートナーが衣服を身につけていない場合
　　　　　　　　　には、最初に胸にオイルを塗って手当てします。そのと
　　　　　　　　　き使うのは『全身マッサージ』（p41参照）の項で
　　　　　　　　　紹介したストロークです。

胸部のうっ血

これらのストロークは、気管支の感染症や喘息によって引き起こされた、どんな胸部の緊張も和らげることができます。背骨の横に並んでいる筋肉を緩めることは、胸部のすべての臓器につながる神経に良い影響を及ぼします。ベルガモットかユーカリのエッセンス（p21参照）を使ってみて下さい。叩打法は、胸腔と肺に振動を与え、粘液や痰が気管支からとれやすくします。叩打法（ステップ2と3）では、パートナーの上体の位置を腰より低くするために、腹部の下にクッションをあてがう必要があります。

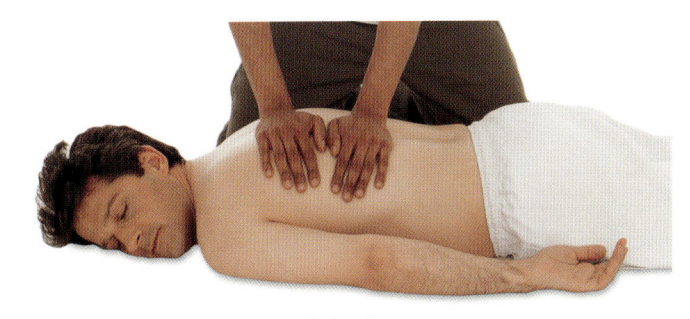

1　背骨の両側の筋肉を押す

膝をついて上体を起こし、パートナーの横を向きます。腰から身体をかがめて、両手の手のひらの根元の部分を背骨の一番上の向こう側に置きます。背中の筋肉の盛り上がりの上を、両手を外側に向けて滑らせながら体重をかけて押します。このストロークを、一番下の肋骨に届くまでゆっくり繰り返します。反対側にも同様に行います。

2　肋骨の上をカッピングする

両手をカップ状（p26参照）にします。手首の力を抜いて、すばやく交互にパンパンと音を立てながらパートナーの胸郭の向こう側を下から上へ、そして上から下へと叩いていきます。直接背骨の上を叩くことは避けて下さい。上背部をカッピングすると肺葉の上部に作用します。反対側に場所を替えて同様のストロークを行います。

3　背骨に沿って激しく叩く

指をまっすぐ伸ばしてパートナーの背骨の横の筋肉の盛り上がりの手前側に置きます。その手を背骨の際（背骨に直接ではなく）に沿って背骨の中央部から首の付け根まで動かしながら、こぶしをゆるく握ったもう一方の手で背中に置いた手の指の上をかなり速く叩いていきます。首の付け根まで来たら、元の場所に向かって叩いて戻り、もう一度繰り返します。パートナーの希望に応じて叩く強さを調節します。反対側にも同様に行います。

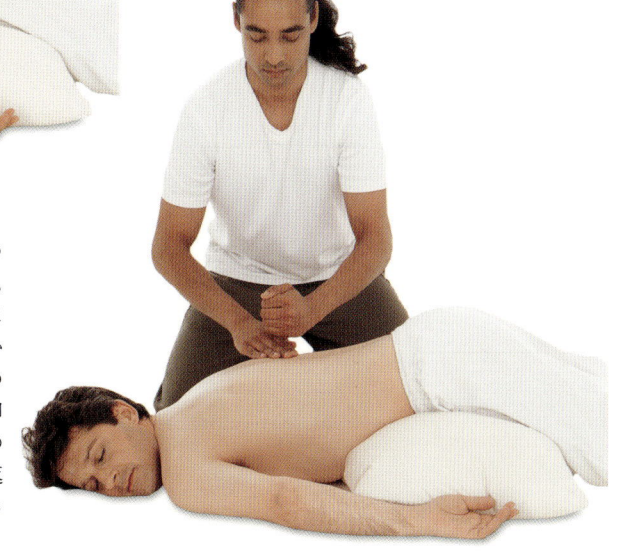

胸のトラブルのための呼吸エクササイズ

これは生体エネルギー療法に由来する呼吸エクササイズです。ここではパートナーと一緒に行っていますが1人で行っても同じ様な効果があります。呼吸をしながら骨盤を揺らすことは、呼吸器の健全な動きを強化するのに役立ちます。また、この動きは肺を完全に膨らませたりしぼませたりするのを助けます。

ここでは施術をする側と受ける側に分けて説明をしていますが、必ず施術をする側が受ける側にペースを合わせるようにします。

1　骨盤の動きを使った呼吸エクササイズ（受ける側のみ）

仰向けに寝て、膝を立て、足を肩幅に開きます。骨盤を後ろに揺すって、臀部が床に押しつけられ腰の後ろにすきまができるようにしながら息を吸います（上のイラストの受け手側を参照）。そして次に先程とは反対に、骨盤を前に揺するようにして尾骨が床から少し上に持ち上がるようにしながら息を完全に吐きます（下のイラストの受け手側を参照）。これを数回繰り返して休憩します。

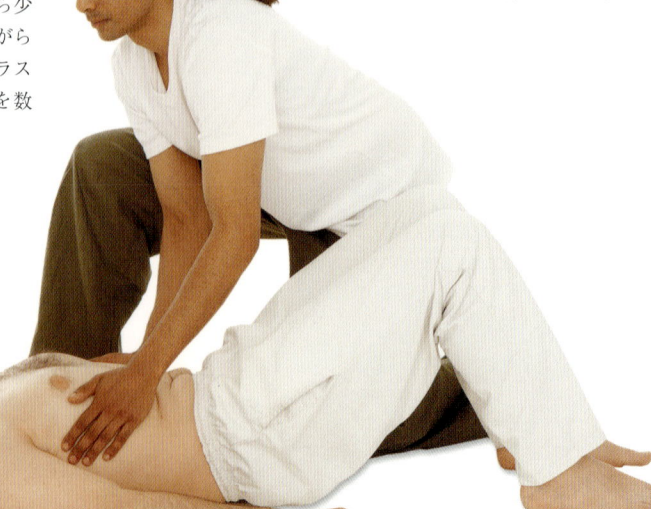

2　呼吸に合わせるストローク（施術をする側）

パートナーの腰の横に座って相手の呼吸のパターンを観察します。両手を腹部の上に置きます。パートナーが息を吸うのに合わせて、体の中心を通って胸の一番上から肩の上までさすり上げていきます（上図参照）。そして今度は息を吐くのに合わせて両手を左右に流し、胸の両脇へとさすり下ろします。パートナーが息を吐き出すのにあわせて少し圧力を加えます（下図参照）。これを数回繰り返して下さい。

咳、気管支炎、喘息：指圧

循環器と呼吸器の機能は胸部で行われていますが、指圧では毒素や粘液の排出を促すことによって、これらの2つの重要な器官系へ送り込まれるエネルギーを増強します。丸みを帯びた肩や、猫背はその人が自分の弱い胸を庇っていることの現れです。この部分は感情の中心であり、多くの人にとって傷つきやすい部分であることから、細心の注意と配慮をしながらマッサージして下さい。

なお、ステップ2で紹介したテクニックは喘息の人には用いないで下さい。

1　肩を押していく

パートナーの頭の方にひざまずき、両方の肩関節の先をカップ状にした手でそれぞれ覆い、手のひらの根元を肩と胸の間の窪みにあてます。腕をまっすぐ伸ばし、身体を手の上にもってくることでパートナーの肩に体重の一部をかけます。5秒間そのままにして力を抜きます。これをもう2回繰り返します。

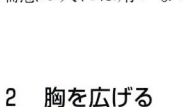

2　胸を広げる

パートナーの頭の方にひざまずき、両手の手のひらの根元を鎖骨の下に置きます。パートナーが深く息を吸い込むのに合わせ、胸がせり上がってくるのに拮抗するように圧力をかけます。そして完全に息を吸い込み終わる前に急に圧力を緩めます。次に、息を完全に吐き出させるように、胸の上に置いた手に静かに寄りかかって体重をかけます。この流れを2回繰り返します。

3　精神を集中する

パートナーの頭をあなたの膝の上にのせて支え、頭の髪の毛の間を片手で撫で、人差し指から小指までを頭頂部に置きます。もう一方の手の人差し指から小指を胸骨の下にそっと置いて静止します。そしてゆっくりとその手を胸骨の上に向かって動かします。パートナーが息を吐く時には指を止め、息を吸い込む時だけ動かすようにします。

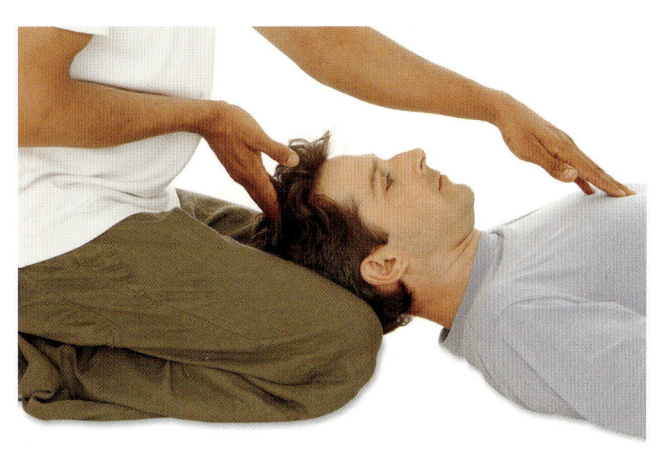

腕と手のマッサージ

　腕は、私たちが生存していく上でも、社会と関わっていく上でも極めて重要です。進化の過程で直立歩行を始めて以来、私たちは実に様々な活動のために腕を使ってきました。その活動を特に支えていたのが、「向かいあわせにすることができる」親指です。これらの親指があることで、人間の手はこれまで進化を遂げてきた中で最も巧妙な器官であると言えるでしょう。

　また、腕と手は自己表現の道具でもあります。これらは喉のチャクラと心臓のチャクラ（p12参照）に関係していて、腕と手があることで私たちは膨大な種類の感情表現することができるのです。愛情や好意をもって優しく手を差しのべることから、叩くことや殴ることで憎しみや怒りを表すこと、危険を避けることまで、腕と手は様々な表現に用いられています。腕、手首、手は可動性が非常に高く、日々の活動の中で絶えず使われています。そのため、圧力がかかったり伸ばしすぎたり（p90参照）すると関節と筋肉は捻挫や筋違いを起こしやすくなっています。

　これらの怪我の回復期にはマッサージが非常によく効きます。テニス肘は腕に起こる筋違いの一種でよく起こるものですから、そのためのマッサージをここに紹介しました。手と腕にはけいれんがおこることもあります。また、関節には関節炎（p92参照）のようなリウマチ性の病気が起こります。関節のまわりを注意深くマッサージすると苦痛が軽減され楽になります。

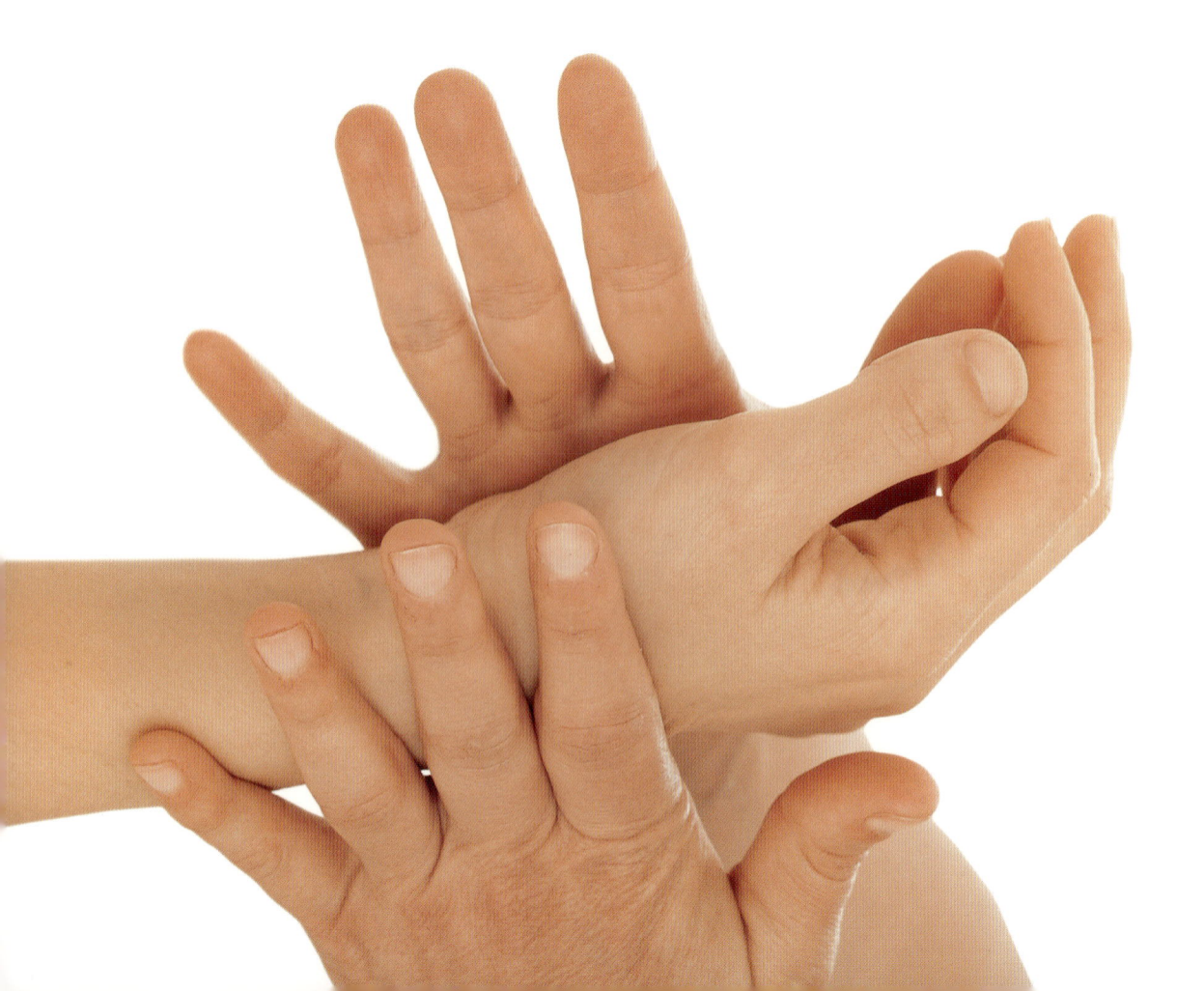

テニス肘、けいれん、筋違い

　テニス肘は、肘の外側の前腕部の筋肉と腱の伸ばし過ぎによって起こる筋違いで、ものを掴んだり、重いものを持ち上げる時に腕を曲げたりした時に痛みを感じます。また、この筋違いは、裁縫などの活動で使い過ぎたあとにも起こることがあります。ここで紹介する一連のマッサージは、初期の安静と氷による手当て（p91参照）が終わった後に特に有効でしょう。したがって、症状が出てからマッサージを始めるまで1日から2日待って下さい。これらはまた、けいれん（p85参照）や腕の痛みにも有効な場合があります。ここではローズマリーのエッセンス（p21参照）を使ってみて下さい。

注意　関節炎や負傷した関節を手当てする前にはp90-93を参照して下さい。

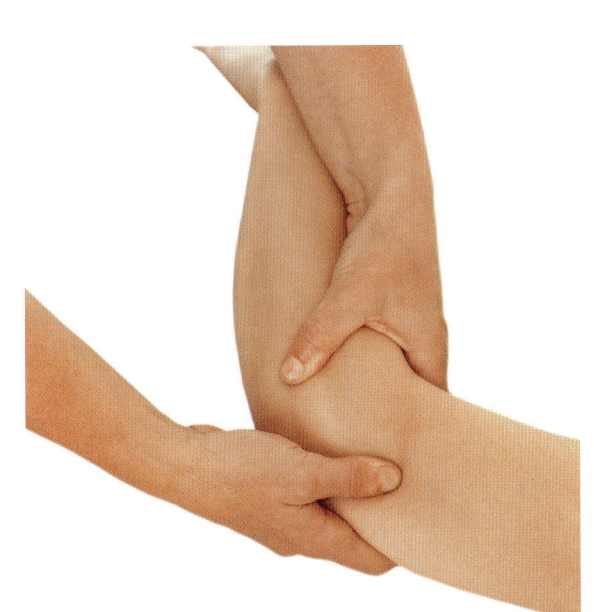

1　前腕の筋肉を親指で揉む

　パートナーにあお向けになって横になってもらい、片方の手でパートナーの手をつかみます。前腕部をわずかに持ち上げ、もう一方の手を使い、長くて、ゆっくりとした動きを手首からひじにかけて沿わせます。親指を使って筋肉の筋を揉んだり、すべらせたりします。内側の腕に対しては軽く撫でるようにして前腕全体をマッサージします。

2　肘関節まわりのマッサージ

　パートナーの腕をあなたの膝の上で支え、パートナーの肘が軽く持ち上がるようにします。両手の親指と残りの指で肘関節のまわり全体をゆっくり押し始めます。その時、肘の外側（側部）を意識します。指の下にある肘関節の構造に集中してマッサージを行いますが、痛みがある場合には慎重に行います。

3　腕の筋肉を広げる

　パートナーの腕を大きくつかんでください。上腕の最上部に両親指を平行にして揃えてください。ゆっくりと、そしてしっかりと親指を広げ親指の付け根部分で下にある筋肉をストレッチします。この動きを繰り返し腕全体にほどこしながら、下へ降ろしていきます。

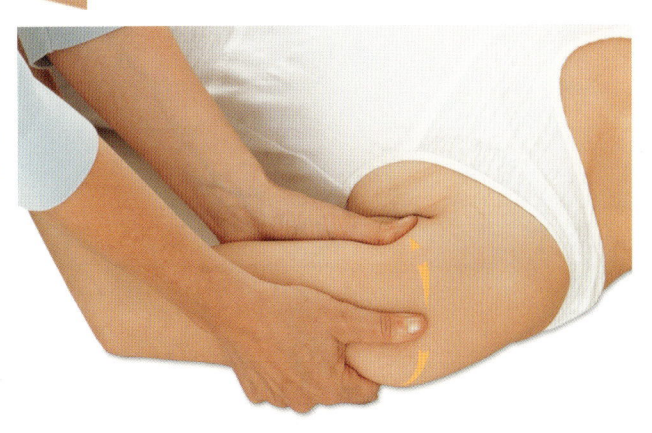

手と手首のトラブル

　手の関節炎には、関節のまわりをそっと慎重にマッサージすると効果があります。これから紹介するマッサージが役に立つでしょう。マッサージされる人は横になっていても座ってもかまいません。書痙は手の反復運動の継続によって起こる筋肉疲労です。『全身のマッサージ』（p40参照）の中の手のマッサージとここで紹介したものを試して、一番良いものを選んで下さい。指にも捻挫や筋違い（p90参照）が起こりますが、マッサージはその回復期に治療や可動性の回復を促すのに役立ちます。

注意　関節炎や負傷した関節を手当てする前にはp90-93を参照して下さい。

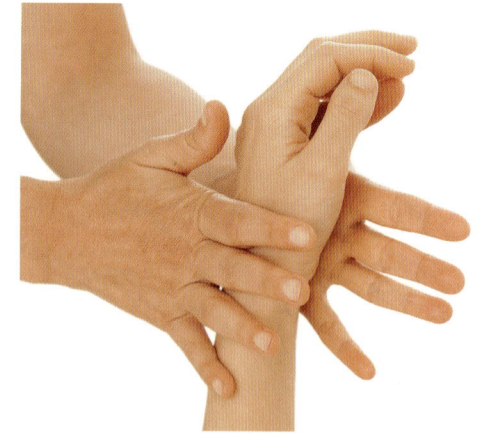

1　手首を回す
　両方の手のひらをパートナーの手首の前後にあて、パートナーの前腕を垂直に立てて支えます。両手をすばやく前後に動かして、手のひらの間で手首を回すようにします。このストロークの間パートナーの手は力を抜いてだらっとさせておきます。

2　手首を曲げる
　パートナーの腕を垂直に立てたままで、今度は手首の外側を伸ばします。パートナーの手首を握って支えます。空いている方の手の手のひらを相手の手の甲にあて、押し下げます。すぐに限界点に達してしまうのでゆっくり注意して行って下さい。

3　手首を伸ばす
　パートナーの腕は同じ位置のままで、今度は手首の内側を伸ばします。あなたの手のひらを相手の手のひらにつけて押し下げます。我慢できる限界までゆっくり押してから離します。この時空いている方の手でパートナーの腕の下側を支えます。

4　手のひらを広げる
　パートナーの手のひらを下に向け、あなたの両手の手のひらの根元を相手の手の甲に、人差し指から小指を手のひらにつけます。手のひらの根元で押さえつけながら、指でしっかりと持ち上げるようにし、パートナーの手のひらの骨を開いて広げます。

腕と手のマッサージ

5　骨の間の溝に沿って圧迫する

　一方の手でパートナーの手を持ち、もう一方の手の親指と人差し指を使って骨の間の溝に沿って強く圧迫していきます。両側からしっかりと押し、手首から指と指との間の皮膜に続く溝に沿ってゆっくりマッサージします。左右の溝をそれぞれ2本ずつ手を持ち替えてマッサージするとやりやすくなります。

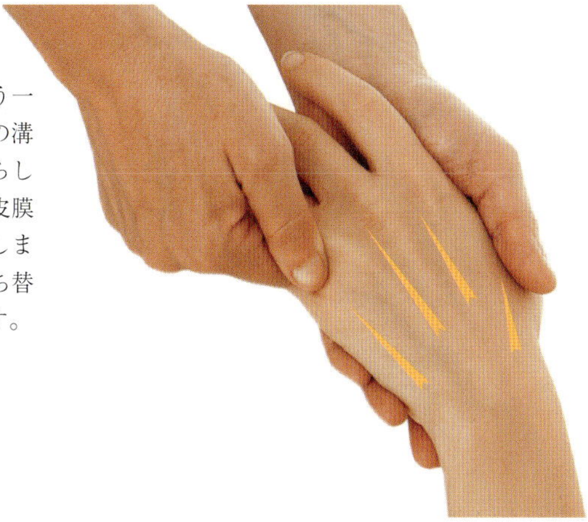

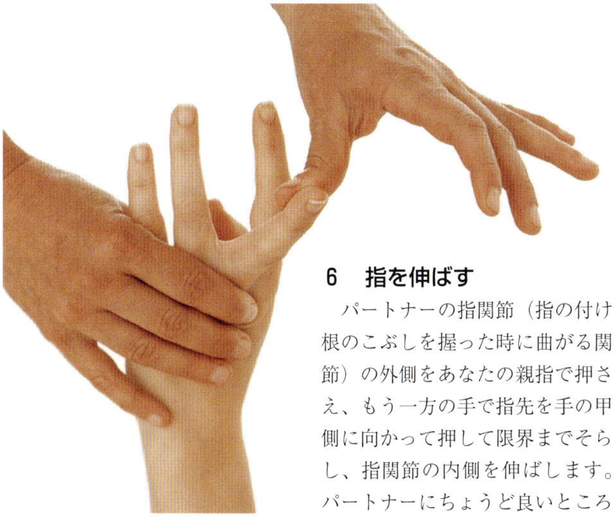

6　指を伸ばす

　パートナーの指関節（指の付け根のこぶしを握った時に曲がる関節）の外側をあなたの親指で押さえ、もう一方の手で指先を手の甲側に向かって押して限界までそらし、指関節の内側を伸ばします。パートナーにちょうど良いところで声をかけてもらいます。人差し指から小指まで順番に伸ばして下さい。

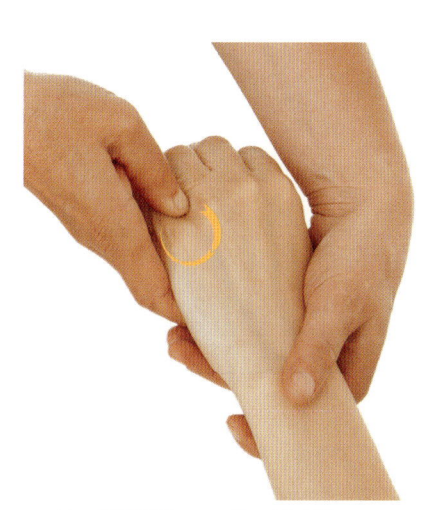

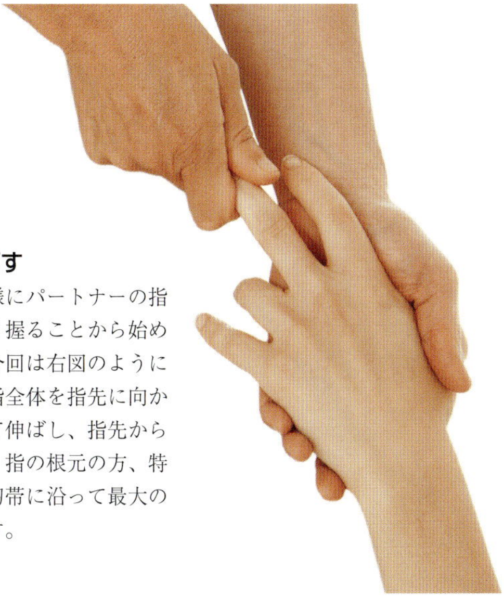

7　指関節をマッサージする

　上図のように、一方の手の指全体でパートナーの指の1本を包み込むようにしっかり握ります。握った指の付け根の関節のまわりをもう一方の手の親指でゆっくり円を描くように、柔らかい組織を押し込むようにマッサージします。親指を含むすべての指の付け根の関節を同様にマッサージします。

8　指を伸ばす

　先ほどと同様にパートナーの指全体をしっかり握ることから始めます。但し、今回は右図のように圧迫しながら指全体を指先に向かって引っ張って伸ばし、指先から手を離します。指の根元の方、特に指の両側の靭帯に沿って最大の圧力を加えます。

上腹部と下腹部のマッサージ

　上腹部と下腹部は筋肉で覆われた身体の部分で、柔らかく、敏感で、骨に囲まれていない（但し下腹部はボウル状になった骨盤で保護されている）ため無防備なところです。はるか昔に私たちの祖先が直立歩行を始めた時、人類は柔らかな腹部をこの世にさらすことになりました。このことでより攻撃されやすくなりましたが、同時に、お互いにより敏感に、繊細に関わりあうことができるようにもなりました。

　また、上腹部はありのままの感情エネルギー —— これは恐れであることが多い —— や、変化、変容に関連するエネルギーの中心である太陽神経叢のチャクラ（p12参照）と繋がっています。上腹部には横隔膜があり、腹部と胸部の境となっています。私たちの呼吸パターンは肉体的ならびに精神的健康度を測る重要な尺度です。例えば消化不良などの上腹部のトラブルは、不安や精神的な原因によることが多いのです。アドレナリンの放出は胃に急激な吐き気を引き起こすことがあります。

　下腹部には内臓がありますが、私たちの「第六感（直訳すると「腹わたの気持ち」）」もここにあります。臍のすぐ下にある仙骨（腹）のチャクラ（p12参照）は、重力、体力、生命力の中心です。ここは私たちが脚を経由して「大地と繋がる」中心でもあります（p19参照）。また、性欲とも密接に結びついています。この部分の緊張やうっ血は、便秘、鼓腸、月経痛を引き起こします。マッサージも指圧も腹部の不調を和らげる助けになります。

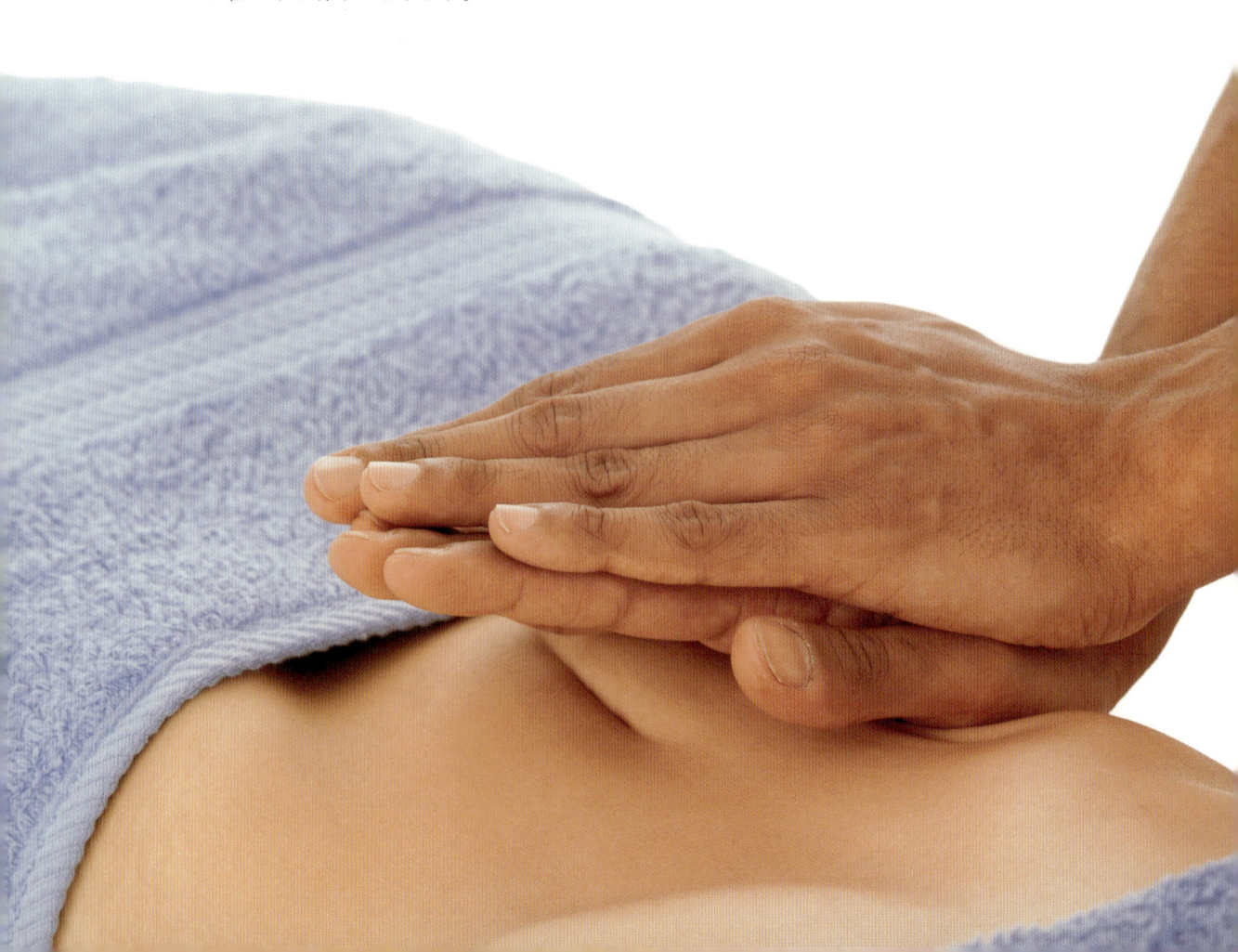

消化不良と悪心

消化不良は、ストレスや過食、あるいは体に合わない食物を摂ったことによる胃酸過多の結果起こることがあります。これから紹介するストロークとテクニックは、これらの不快感を和らげるのに役立ちます。胃はデリケートな部分ですから、ゆっくりと細心の注意を払ってマッサージしなければなりません。カモミールやカルダモンのエッセンス（p21参照）が有効です。ステップ5の指圧は、胃と胃経を繋ぎあわせてエネルギーの流れを活性化させることで働きます。ステップ6の指圧は、特に悪心に有効で、ストレスによって生じた圧迫感を和らげます。

1　脇腹と胃を軽くマッサージする

パートナーの腰の横にひざまずき、頭の方を向いて、両手をそっと腰骨のすぐ内側に置きます。パートナーの脇腹を胸の方向へ向かってごく軽くさすり上げ、乳房の下にある下側の肋骨を横切ります。みぞおちから腰骨に手を戻すまでは特に軽くさするようにします。この動きを数回繰り返します。

2　肋骨から下へそっとさする

パートナーの片方の胸郭から、両手を交互に動かして下方向に次々とスムーズにさすっていきます。下部肋骨から、一番下の肋骨、下腹部へ、ごく軽くゆっくりとしたストロークを続けます。一番下の肋骨に沿って横に手を移動させていきます。これを数回繰り返します。

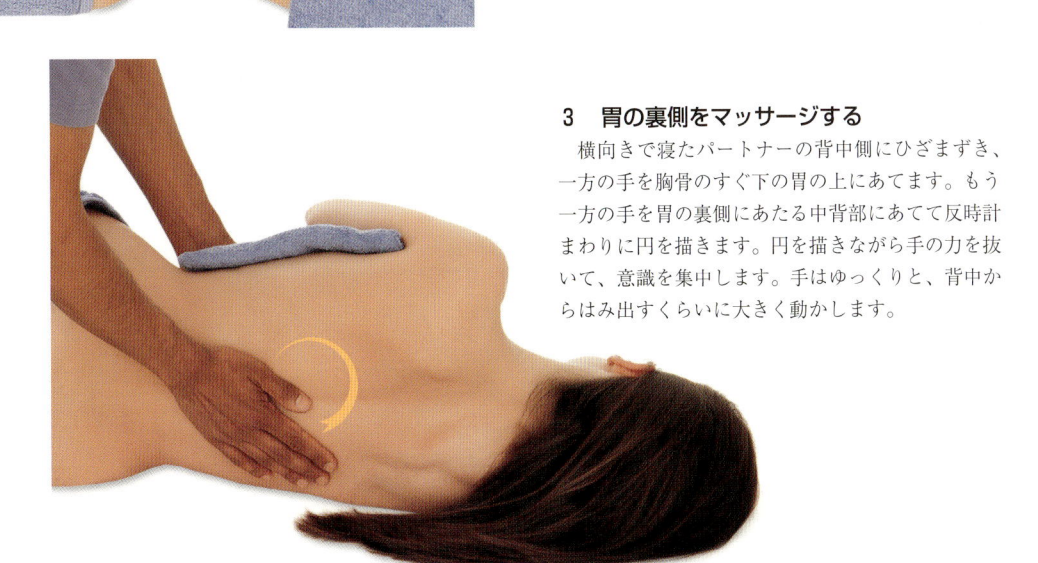

3　胃の裏側をマッサージする

横向きで寝たパートナーの背中側にひざまずき、一方の手を胸骨のすぐ下の胃の上にあてます。もう一方の手を胃の裏側にあたる中背部にあてて反時計まわりに円を描きます。円を描きながら手の力を抜いて、意識を集中します。手はゆっくりと、背中からはみ出すくらいに大きく動かします。

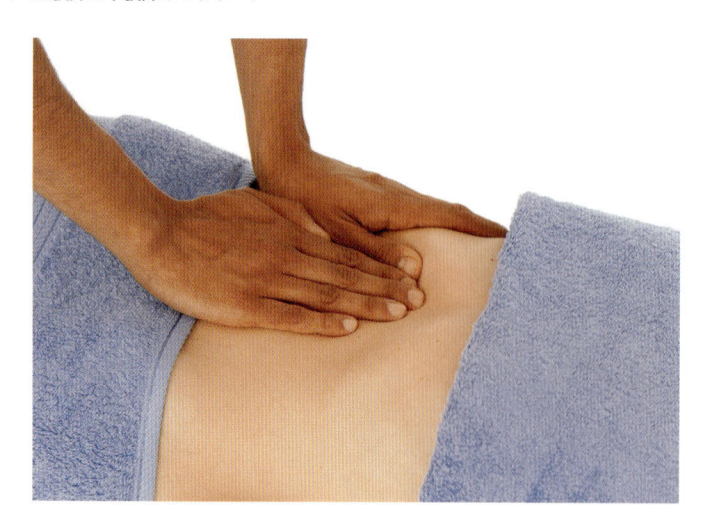

4　肋骨の下をマッサージする

　パートナーの右脇にひざまずき、右側の肋骨の下を、静かに、かなり深く押します。両手全体でパートナーの身体に軽く触れたまま、両手の親指と、残りの指をまっすぐ伸ばした部分で円を描き、肋骨の骨張った部分の下に沿って体の右から左へ横に押していきます。ゆっくりと、スムーズに、非常に慎重なマッサージを続け、我慢できる痛みの限界を超えないようにします。

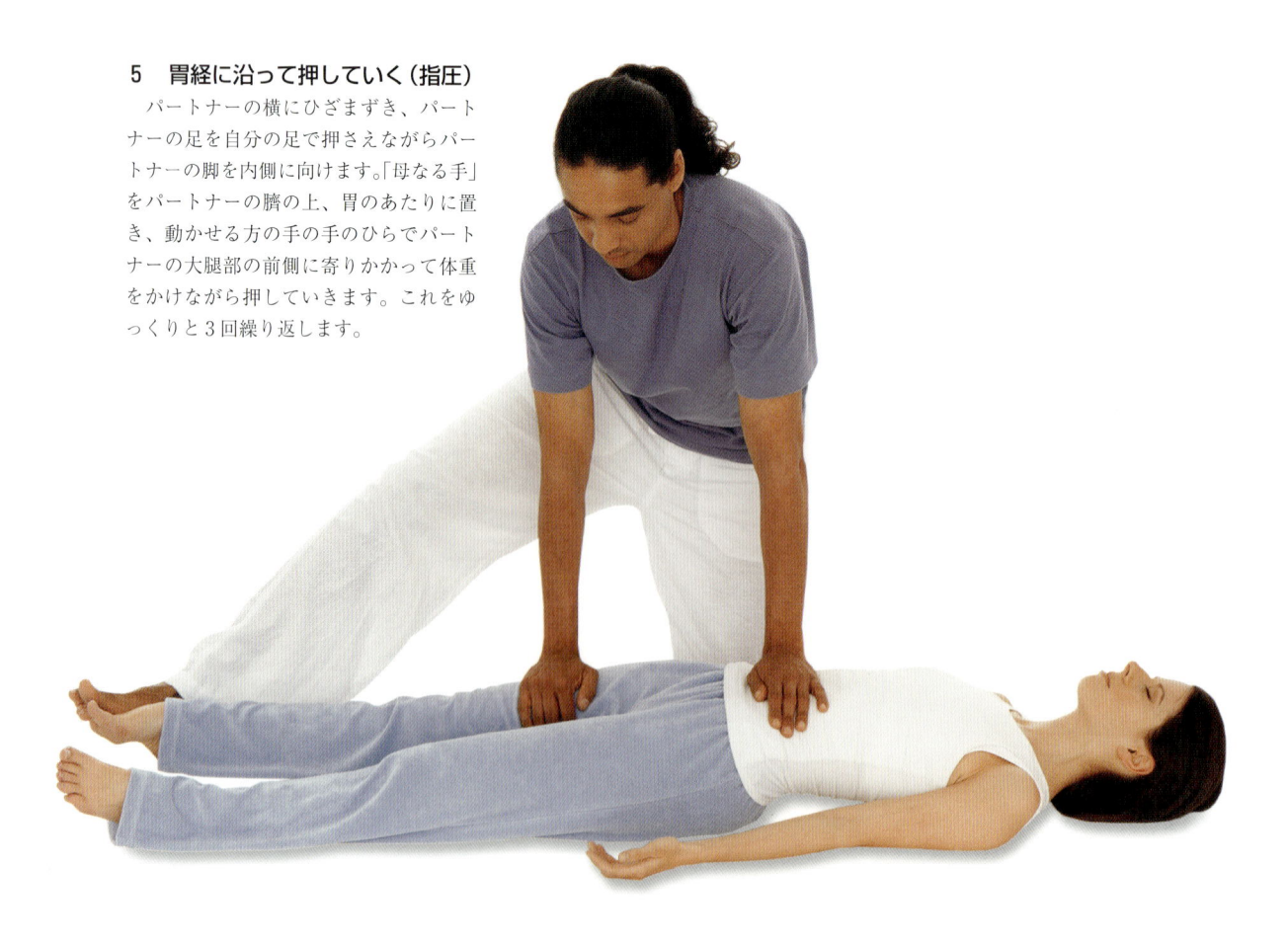

5　胃経に沿って押していく（指圧）

　パートナーの横にひざまずき、パートナーの足を自分の足で押さえながらパートナーの脚を内側に向けます。「母なる手」をパートナーの臍の上、胃のあたりに置き、動かせる方の手の手のひらでパートナーの大腿部の前側に寄りかかって体重をかけながら押していきます。これをゆっくりと3回繰り返します。

6　肋骨の下に沿ってさする（指圧）

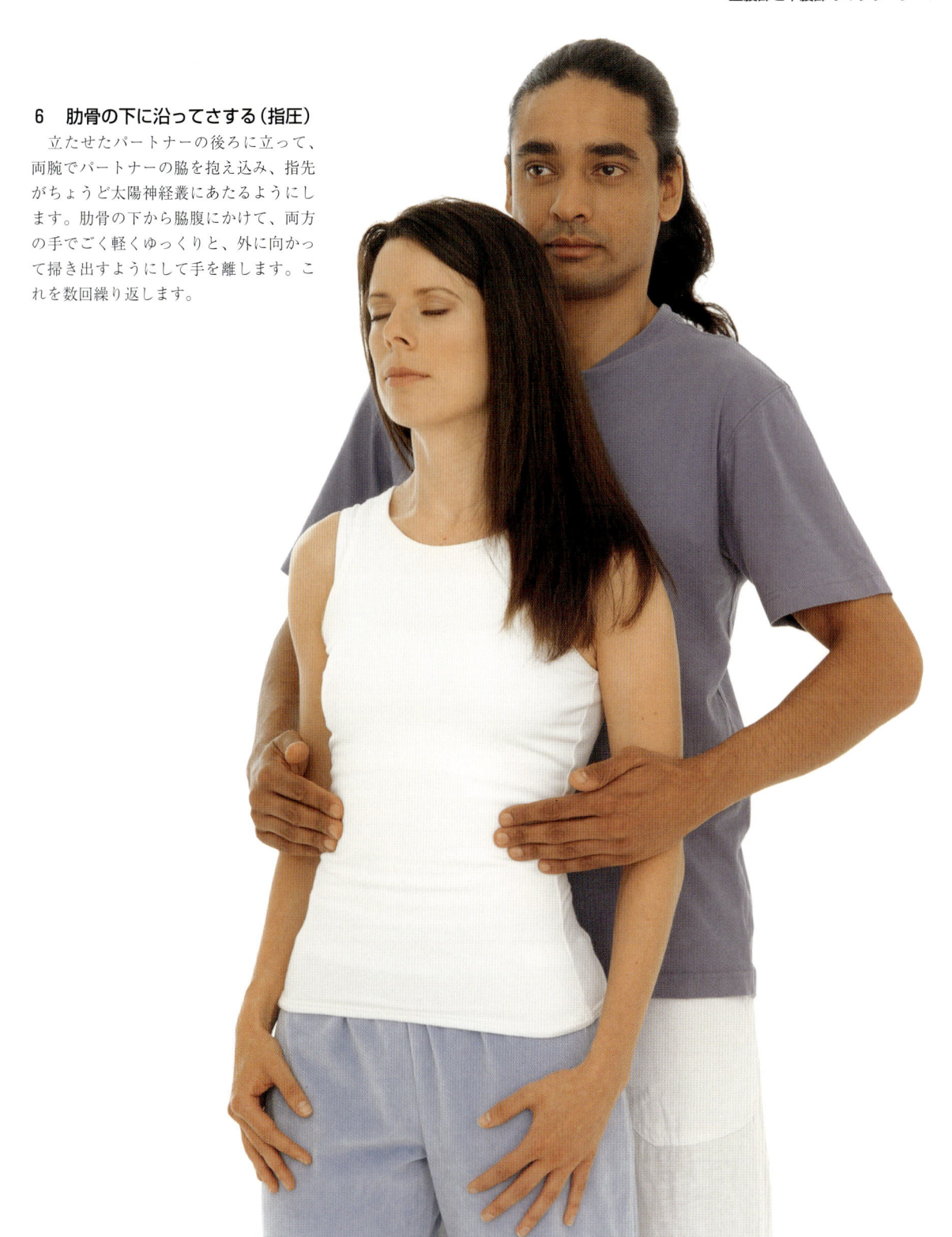

　立たせたパートナーの後ろに立って、両腕でパートナーの脇を抱え込み、指先がちょうど太陽神経叢にあたるようにします。肋骨の下から脇腹にかけて、両方の手でごく軽くゆっくりと、外に向かって掃き出すようにして手を離します。これを数回繰り返します。

便秘と鼓腸

便秘は、食物中の繊維質の不足、情緒的な要因、あるいは水分の摂取不足から起こります。

鼓腸は、ガスが蓄積し、膨張や不快感をもたらすものです。最初のストローク（ステップ1）は、特に大腸に働きかけるように、波のようなぜん動の方向に沿って行います。ぜん動は、消化された食物が腸の中で時計まわりに動くのを助ける動きです。

腹部に行うこれらのストロークは、すべて最初は軽く、徐々に強く、注意して慎重に行う必要があります。常にゆっくり手を動かして、手が感じているものに敏感でいて下さい。マージョラムやフェンネルのエッセンス（p21参照）をお使い下さい。

1　大腸のまわりをマッサージする

パートナーの右側にひざまずき、両手を右下腹部に置きます。ゆっくりと小さく強く円を描くようなストロークをしながら手を上に動かしていきます。大腸の方向に沿って、最初にまっすぐ肋骨の下まで、次に右から左に横切ってから下へ動かし、左側の腰骨の内側に至ります。そこから軽く横に手を滑らせて右下腹部に戻り、最初から繰り返します。

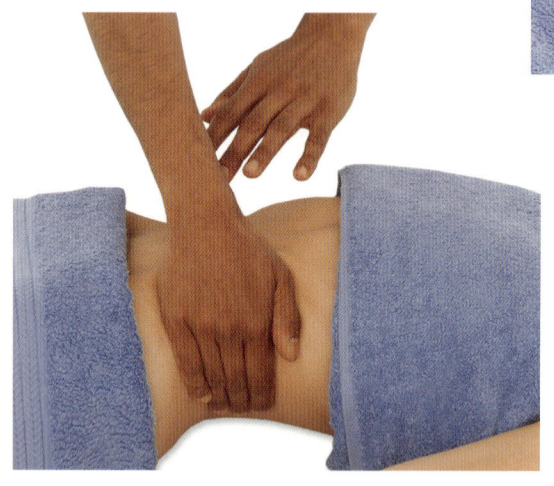

2　脇腹を引っ張り上げる

パートナーの体の向こう側へ手を伸ばして、脇腹を大きなストロークで引っ張りあげるようにします。両手を交互に使い、動きが互いに重なり合うようにしながら、肋骨と腰の間の部分をマッサージしていきます。パートナーの身体をかすかに持ち上げて揺するような動きをして下さい。この時骨盤から体を動かします。反対側にも同様にして下さい。

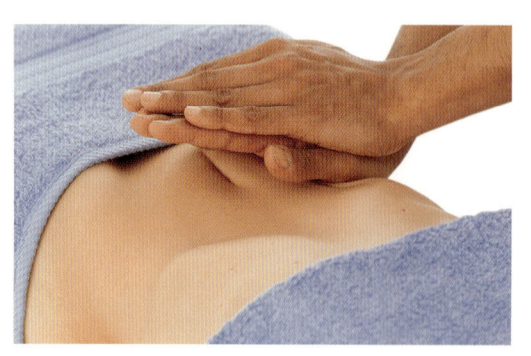

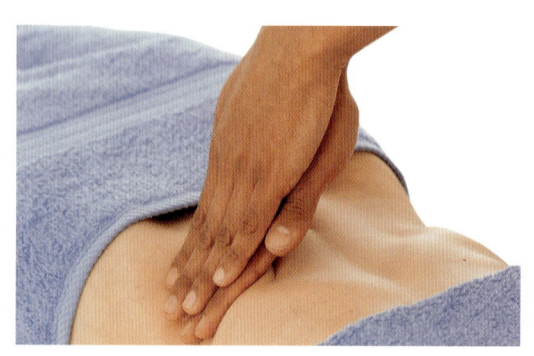

3　下腹部を「波のように捏ねる」

パートナーの腹部の右側に両手を重ねて軽く置きます。手のひらの根元部分を押しながら下腹部を横に動かしていきます。両手を波のように曲げると、指が腹部に触れるので、今度はその指を手前に向かって引き寄せていきます。しばらくこのようにゆっくりとリズミカルに前後に揺らします。

上腹部と下腹部のマッサージ

月経痛

月経時の痛みは、たいてい身体のホルモンのバランスが崩れることによって起こります。ここに紹介したテクニックを使うと、痛みのある部分の緊張や凝りをほぐすのに役立つかもしれません。仙骨の上をゆっくりと円を描くようにマッサージするととても気持ちが良いので、まずこの動きから始めて下さい。仙骨には対になった穴が数個あいていて、そこから神経が出ています。ここを押すとうっ血が和らぐのです。骨盤を揺らすと全身をリラックスさせ、骨盤のあたりがほぐれます。脚をマッサージすることも月経痛を鎮めるには効果があります。カモミールまたはジャスミンのエッセンス（p21参照）を試してみて下さい。

注意 月経痛が持続する場合および激しい場合、またはそのどちらかの場合は、医師に相談して下さい。

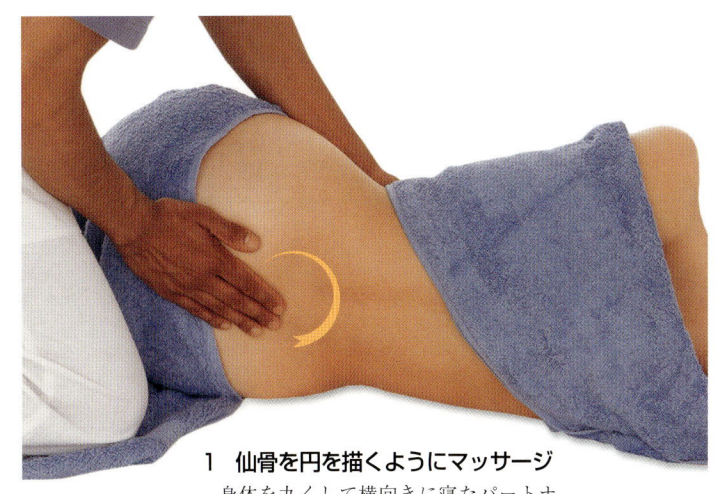

1　仙骨を円を描くようにマッサージ
身体を丸くして横向きに寝たパートナーの後ろにひざまずき、一方の手を臍の下にそっとあてます。もう一方の手はパートナーの仙骨と下背部（腰）のあたりを反時計まわりにゆっくり円を描くようにさすります。両手両肩の力を抜いたままで意識を集中しておきます。

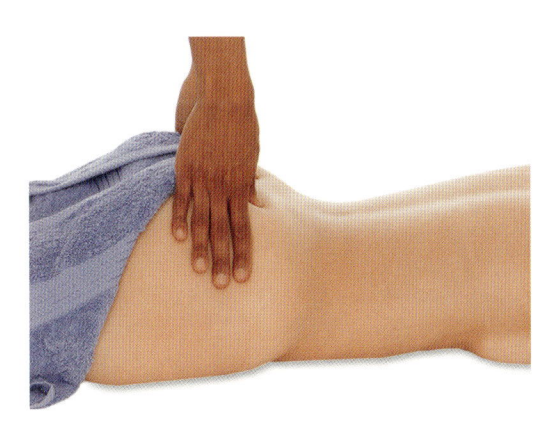

2　仙骨を押しこむように
うつ伏せになったパートナーの片方の大腿の横にひざまずき、両手の親指を仙骨の上に置きます。残りの指は体に接しているようにします。上側にある二つの窪みを探し、「腹」から力を出して、親指に体重をかけます。しばらくそのままにした後で仙骨の下に向かって同様に押していきます。

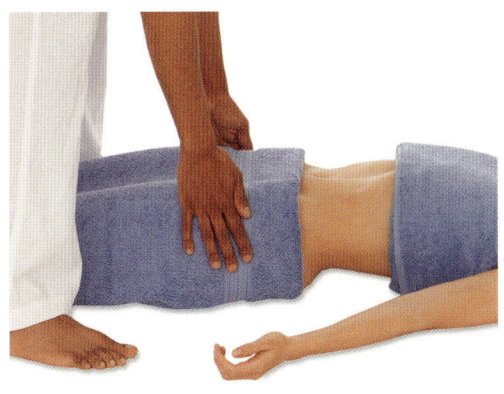

3　骨盤を揺らす
パートナーに仰向けになってもらい、パートナーの両足をまたぐように立ちます。両膝を曲げて、身体を「腹」から前にだらりとさせます。両方の手のひらを使ってパートナーの腰の両側を持ち、リズミカルに左右に揺すります。パートナーにとって気持ちの良いリズムがわかったら、後はごく軽く触れるだけで、その動きを保つことができます。

中背部と下背部（腰）のマッサージ

　背部は身体の中でも強度のある部分です。それにもかかわらず、一生のうちで背部のトラブルに見舞われる人の数は、他のどんな病気の場合よりも多いのです。日常的な運動不足、貧弱な体格、緊張やストレス、これらはみな背部の痛みや疲労、時にはもっと深刻なトラブルを引き起こす要因となっています。その1つである「椎間板ヘルニア」は、2つの椎骨の間にある軟骨のクッションが破裂し、ゲル状の核の一部が飛び出して神経を圧迫することによって起こります。しかし、これがいつも背部の痛みの原因になるわけではありません。背部の大きな筋肉は使い過ぎによって不調を起こすこともありますが、この場合マッサージで和らぐこともよくあります。中背部は、感情や変化に関連している太陽神経叢のチャクラに繋がっており、下背部（腰）は、仙骨のチャクラ（体力、活力、性欲、セクシュアリティに関連）と基底のチャクラ（仕事、大地との繋がり、生活の基盤に関連——p12参照）の両方に繋がっています。背部のトラブルの多くは、特に下背部（腰）のトラブルはそうですが、感情的な原因で起こっているように思われます。感情的な原因は、骨盤部分におけるエネルギーの閉塞や可動性の低下に関連していることが多いのです。関節と筋肉に十分な柔軟性を持たせることは、背部の健康にとって非常に重要ですから、背部に柔軟性を取り戻し、維持するのに役立つエクササイズについても紹介しています。

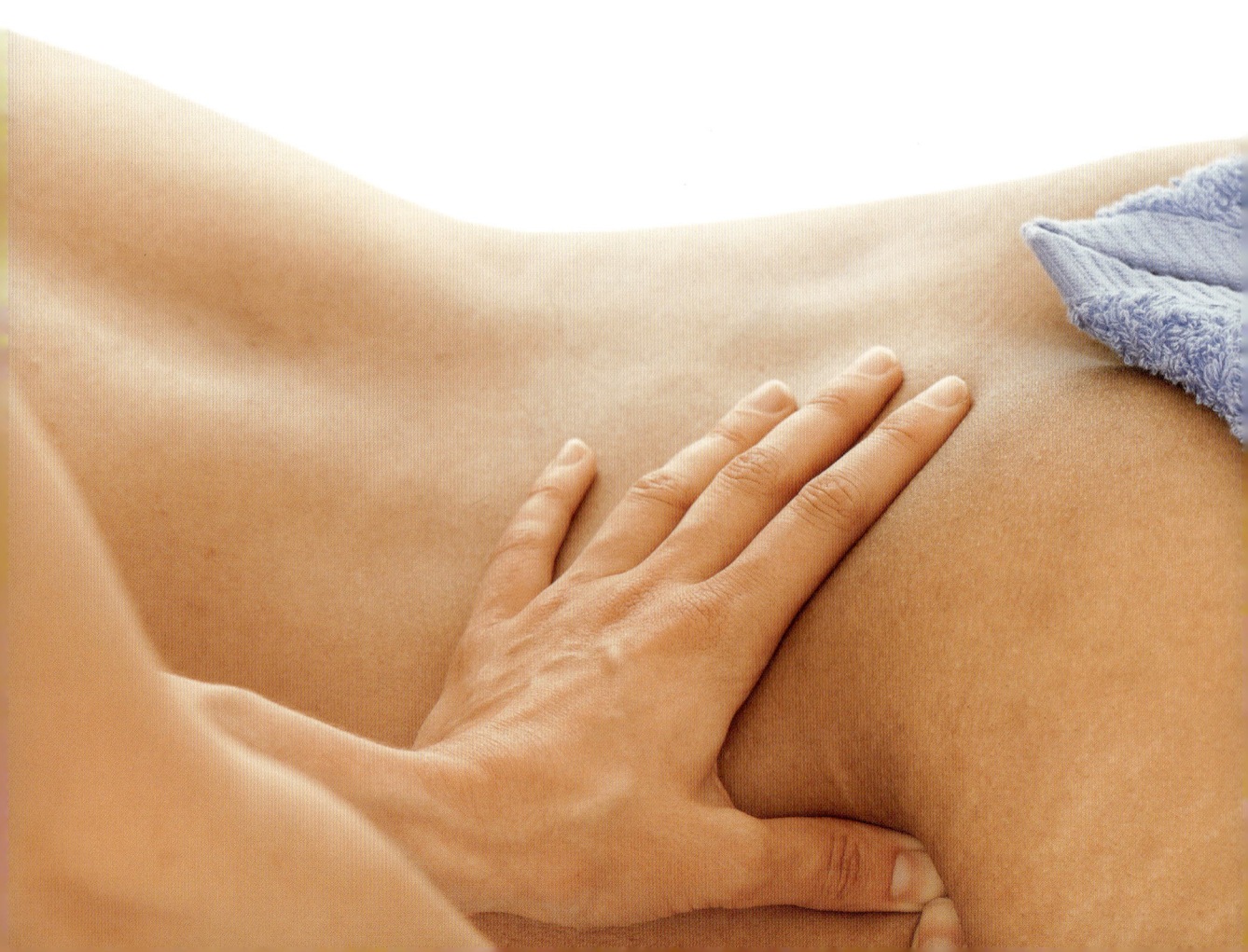

中背部と下背部（腰）のマッサージ

中背部の痛み

中背部の痛みは、背骨の両側に垂直に帯状に伸びている筋肉の緊張によって起こることが多いのです。ゆっくりとさするようなストロークで、ステップ1、2と続けて下さい。これらのマッサージは脊髄筋に直接働きかけます。ステップ1は筋肉の筋に沿って押し上げます。次に、ステップ2は手のひらの根元部分を使って筋肉の繊維の上を横に動かします。最後のステップ3は、前腕の内側の柔らかい部分を使って行い、背中全体を大きな心地よい動きで伸ばします。ここではマージョラム・エッセンス（p21参照）を試してみて下さい。

1　背骨の筋肉に沿って押す

パートナーの腰の横にひざまずき、一方の手を仙骨の上に置きます。もう一方の手の手のひらの根元を使い、背骨の片側の筋肉の盛り上がった部分に沿ってゆっくり押し上げていき、中背部全体を押します。これを背骨の両側に沿って数回繰り返します。筋肉に沿って押し上げる時は体重を使います。

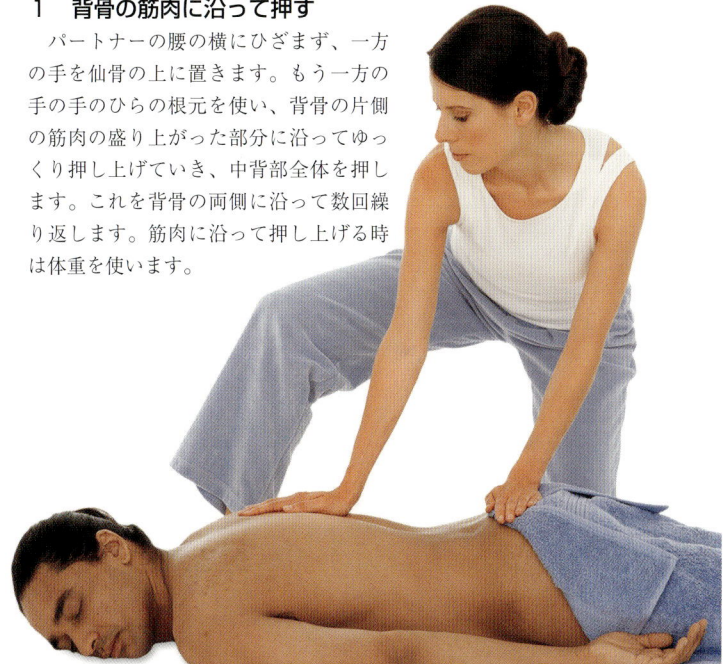

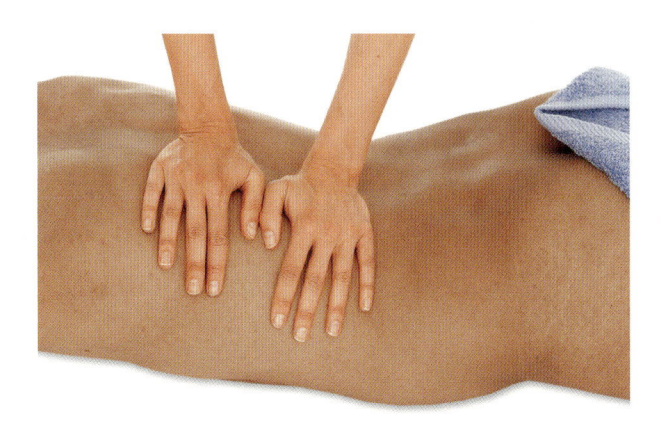

2　背骨の筋肉を横に押す

パートナーの脇にひざまずき、膝は離して、両手の手のひらの根元を背骨の向こう側の筋肉の上、肩甲骨のすぐ下に置きます。腰を持ち上げて身体を前に傾けながら、体重の一部を使って筋肉の山の上をゆっくり押し出すように動かします。このようにして中背部の背骨の横を足方向に向かって押していき、反対側に場所を変えて同様のストロークを繰り返します。

3　前腕を使ったストレッチ

パートナーの横にひざまずき、両方の前腕の内側をパートナーの中背部にあてます。腕を左右に開くようにして、一方は首の付け根へ、もう一方は仙骨の一番下の方へ滑らせます。もう一度中背部から腕を動かしますが、今度は腕を斜めに動かし、一方は肩へもう一方は反対側の臀部へ向けて動かします。反対側の肩と臀部へ向けても同様に動かします。

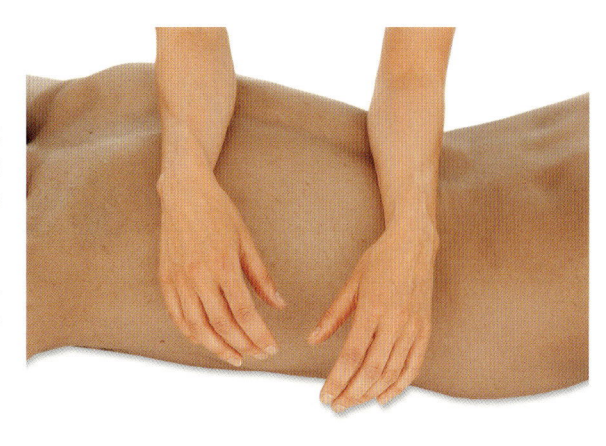

下背部の痛み（腰痛）

本書で手当て法を紹介している不調の中でも最もよく起きるものの一つが下背部（腰）の痛みです。ここで紹介するマッサージは、『全身のマッサージ』の中の、腰を円を描くようにマッサージする方法（p34ステップ2参照）と組み合わせて用いることができます。また、マッサージとは別に、有効なストレッチの方法もいくつか紹介します。ステップ3では施術を受ける人は身体をヨーガの「子供のポーズ」のように丸めます──この姿勢が苦しければ、パートナーの膝を押し下げていくことで同様の効果を得られます（反対側のページのステップ2参照）。この部分の痛みにはローズマリーのエッセンス（p21参照）を使ってみて下さい。

注意 腰痛が激しく鋭い場合、他に症状がある場合には医師、整骨療法家、カイロ・ドクターの診察を受けて下さい。

1　仙骨の上を円を描くように

上図のようにパートナーの脇にひざまずき、パートナーの仙骨の上に両手を重ねて置きます。身体を前に傾けて体重を手の上に少しかけながら、仙骨の上でゆっくり反時計回りに円を描きます。そして徐々に円を下背部（腰）の方に広げていきます。円を描く度に、手を仙骨の上に戻すようにします。パートナーがどのくらいの圧力を好むか確認して下さい。

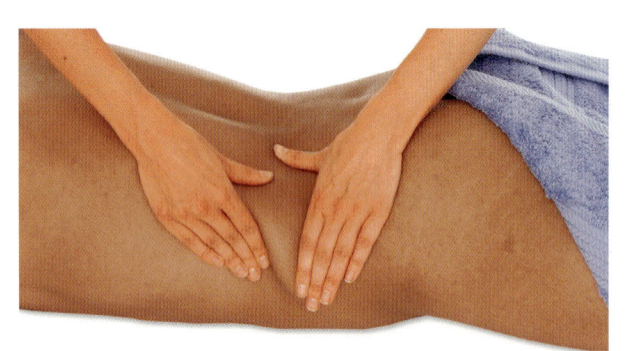

2　下背部を捏ねるように揉む

大きくリズミカルに揺するような動きで、下背部（腰）の向こう側全体を捏ねて表面から背骨に圧力が達するように揉みます。肉を掴んだり圧迫する時には両手全体を使った大きな動きで、筋肉の内部に向けてゆっくりと徹底的に働きかけるように行って下さい。反対側も同じ様に揉んで下さい。

3　仙骨から臀部にかけてのストレッチ

次に、親指の腹を使い、交互に圧迫しながら降ろしていきます。仙骨の端から離れ、股関節に向かいながら臀部の筋肉に力を入れていきます。親指だけを使っていても、手のひら全体が体に常に触れているようにしてください。体全体で動きをつくるようにします。

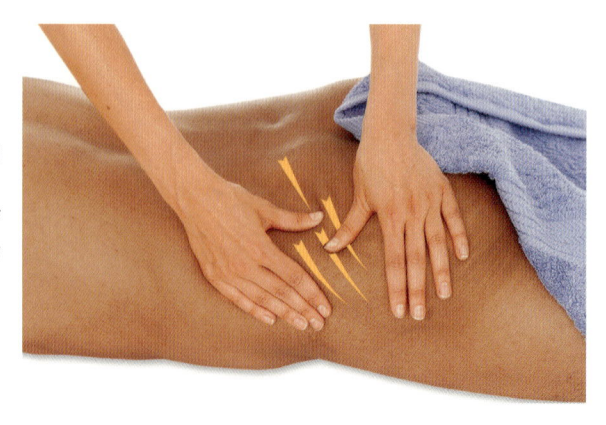

腰痛のための指圧

下背部（腰）の指圧は、歪んだ筋肉をリラックスさせて椎骨の位置の再調整を促すことを目的としています。腰部の痛みは腎臓、小腸やその他骨盤内の臓器の機能のバランスの崩れが影響していることが考えられます。ハムストリング（訳注：膝窩腱――膝の裏の両側についている腱）が緊張することも、下背部（腰）の筋肉に余分なストレスがかかることになるので、「腹」を強化することに加えて、背中と脚を伸ばしたり緩めたりするテクニックが有効でしょう。下背部（腰）は多くの人にとって弱い部分であるので、ゆっくりと慎重に施術して下さい。また、あなたの呼吸をパートナーの呼吸とあなた自身の動きにも合わせるようにします。息を吐く時に圧力をかけるようにして下さい。

1　背部を揺する

仰向けになったパートナーの両足をまたいで立ち、パートナーの両膝を持ち上げます。両足は肩幅に開き、膝は曲げるようにして下さい。前腕を使ってパートナーの下腿を持ち上げ、自分の肘を自分のその曲げた膝の上で支えます。自分の身体が両脚を通して床にしっかり根をおろしているような気持ちで、ゆっくりとパートナーの足の上に腰をおろします。こうするとパートナーの骨盤が床から2.5〜5センチ程持ち上がります。それからパートナーの下半身全体を静かに左右に揺すります。

2　胸に向かって膝を押す

先のステップと同じ姿勢で、今度は両手をパートナーの膝の上に置きます。自分の膝は曲げたまま、肩の力は抜きます。体重の一部をかけてそっと寄りかかり、パートナーの膝を胸の方にゆっくりと押していきます。限度を超えた力をかけないようにして下さい。しばらくそのままにしてゆっくりと力を抜きます。

3　「仙骨（腹）のチャクラ」と腰をはさむ

パートナーの横にひざまずき、一方の手をパートナーの下背部に差し込み、もう一方の手を臍のすぐ下にある「仙骨のチャクラ」の位置に置きます。リラックスしてパートナーの呼吸に合わせます。あなたの手は癒しのエネルギーを伝える通路で、そこから楽々とエネルギーがあふれている、とイメージして下さい。3分間位そのままにします。

坐骨神経痛

　坐骨神経痛は、脚と臀部の両方またはそのいずれかと、背中（たいてい片側のみ）に鋭くうずくような痛みが起こります。同時に、関連する脚または足にチクチクする感覚が起こることもあります。椎骨の間から椎間板が突出し、坐骨神経を圧迫することによって起こります。十分な時間と安静があれば、ほとんどの突出した椎間板は自然に治癒します。ここで紹介するストロークのいくつかは、そのプロセスを助けることがあります。いろいろな動きを試してみて最も効くものを絞り込んで下さい。パートナーに圧力のかけ具合を誘導してもらいながらゆっくりとマッサージして下さい。カモミールまたはラベンダーのエッセンス（p21参照）が有効でしょう。

注意　坐骨神経痛の痛みが続く場合と激しく両側が痛む場合の両方、またはそのいずれかの場合は、医師または整骨療法家の治療を受けて下さい。

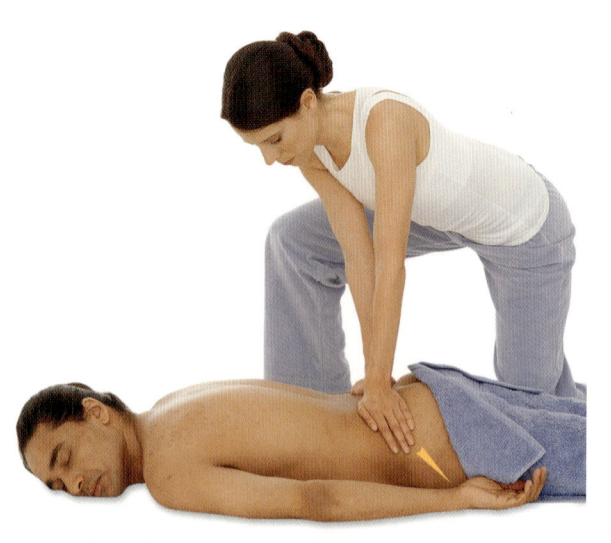

1　仙骨の両側へ向かって伸ばす

　うつ伏せになったパートナーの片方の大腿の横に、パートナーの頭の方を向いてひざまずきます。両手の手のひらの付け根を仙骨の上に置きます。その時、両手の指は外側を向けておきます。骨盤を上げ、ゆっくり前にかがんで両手に体重をかけます。そして徐々に両手を仙骨から臀部の両脇を通って滑らせ、手を離します。仙骨の上に手を戻して数回繰り返します。

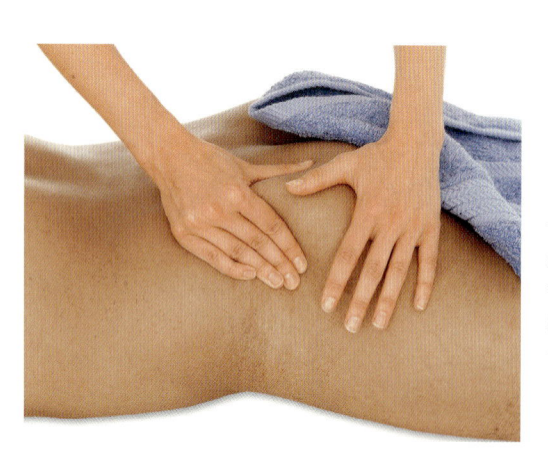

2　臀部を捏ねるように揉む

　左図のように、パートナーの腰の横を向いて、向こう側の臀部に手を伸ばし、ゆっくり、しっかり円を描くような動きで手全体を使って捏ねるように揉みます。両手の指に意識を集中し、骨と骨の間の柔らかい組織の中を調べるようにして下さい。鋭い痛みのある部分は避けて下さい —— 直接ではなくその周辺部位を揉むようにし、常に我慢できる痛みの範囲内におさめて下さい。場所を変えて反対側をマッサージします。

3　脚の裏側を円を描くようにマッサージする

　一方の手の人差し指から小指までと、もう一方の手の親指で、片方の大腿を腰に向かってマッサージします。両手の動きが少しずつ重なり合うように小さく円を描きながら、膝の裏側まできたら圧力を弱めます。指圧のツボ（図中に印をつけた部分）で動きを止めてそっと押します。その後、引き続きふくらはぎの下に向かって円を描きながらマッサージしていきます。もう一方の脚にも同様にマッサージします。

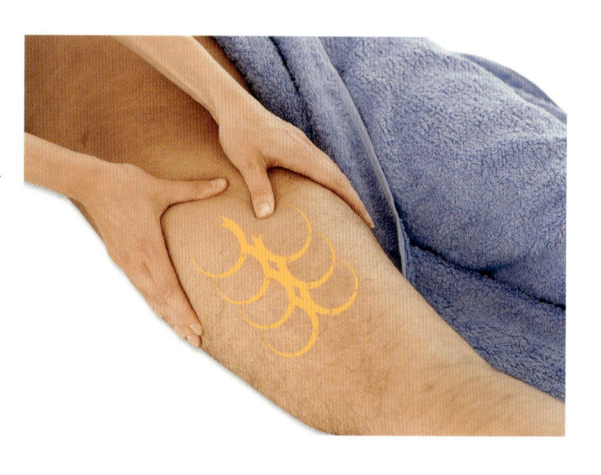

中背部と下背部（腰）のマッサージ

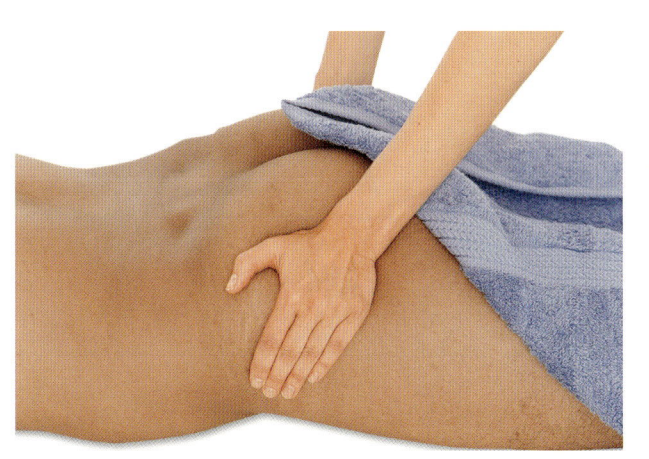

4　臀部を圧迫する

左図のように、パートナーの頭の方を向き、両手の手のひらの付け根をパートナーの臀部の両脇の窪んだ部分にあてます。そして、ゆっくりと反対側の手に向かって押します。次に、骨盤をそっと左右に揺するようにします。あるいは、臀部の肉の柔らかい組織へ交互にあるいは同時に円を描くような動きでマッサージします。痛みがある場合はそっと行います。

5　仙骨の穴と腸骨稜を押す

パートナーの大腿の横に、パートナーの頭の方を向いてひざまずきます。両手の親指をそれぞれ仙骨の上側に置きます。仙骨の上にある小さな窪みを触って探し、ゆっくり親指に寄りかかって体重をかけます。そのままにして、力を緩め、仙骨の下に向かって仙骨の上に左右に並んだ穴を押していきます。次に、右図のように、骨盤の骨の縁に沿って下に押し込むようにしながら、外側に向かって手を動かします。

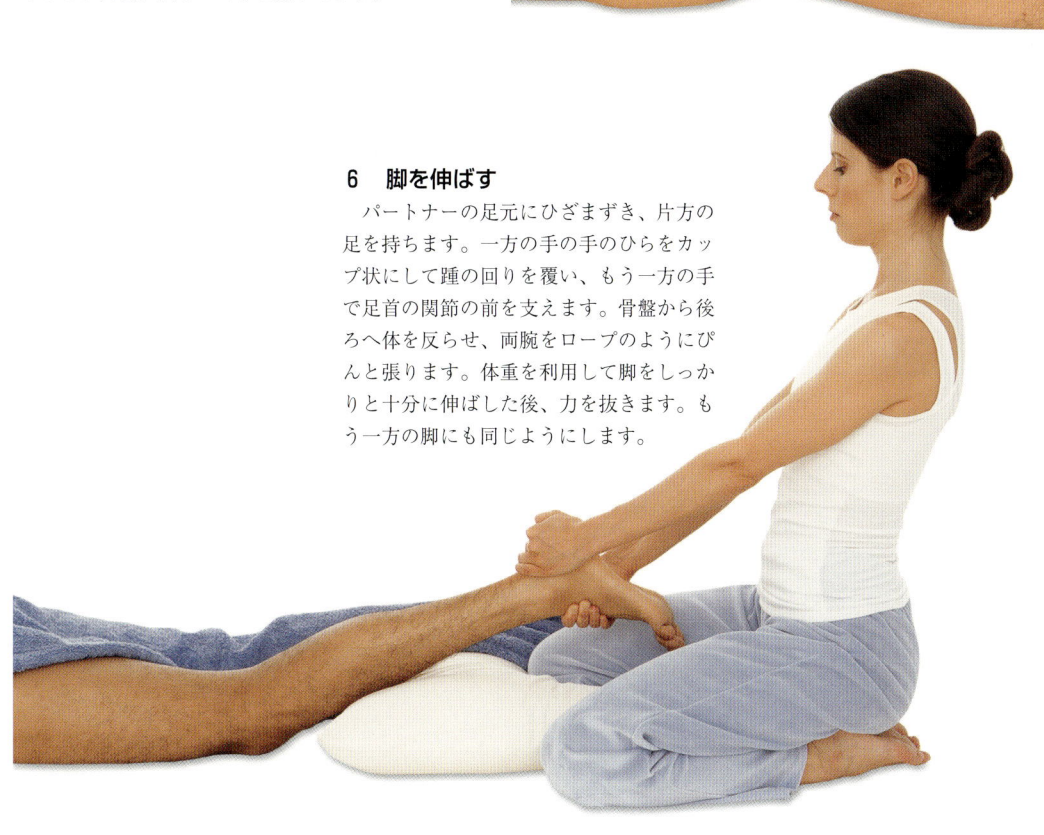

6　脚を伸ばす

パートナーの足元にひざまずき、片方の足を持ちます。一方の手の手のひらをカップ状にして踵の回りを覆い、もう一方の手で足首の関節の前を支えます。骨盤から後ろへ体を反らせ、両腕をロープのようにぴんと張ります。体重を利用して脚をしっかりと十分に伸ばした後、力を抜きます。もう一方の脚にも同じようにします。

股関節部の痛み

　股関節は脚と胴体を接続する支点の働きをしています。多くの人がこの部分に緊張を持っています。その原因は、運動不足や脚の構造的不均衡、性欲や怒り（どちらも「腹」に中心をもつ基本的本能）を抑制することにあります。このことは骨盤内にうっ血を引き起こし、股関節の動きはますます制限され、動かすと痛むようになります。臀部の股関節のまわりを押し、脚を動かすことによって股関節を回転させると血行が良くなり、また可動性も良くなって不快感を解消するのに役立ちます。坐骨神経痛のための一連のマッサージ（p78-79参照）は、股関節のまわりの筋肉を温め、緩めるのにも役立つでしょう。股関節のマッサージにはマージョラム（p21参照）を使ってみて下さい。

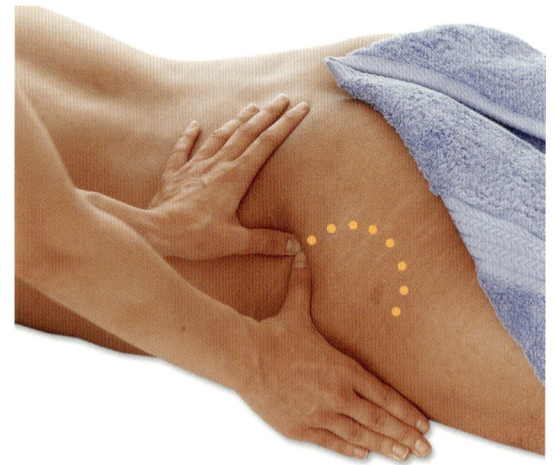

1　関節のまわりを親指で押す

　パートナーの横にひざまずき、腰骨のすぐ上にある窪み（図を参照）を手で探ります。両手の親指の腹を揃えてこの部分にあてます。「腹」から身体を前に傾けて、親指を窪みに押し込むようにします。しばらくそのままにしたら緩めて、関節のまわりを半円状に押していきます。反対側にも同じ様にします。

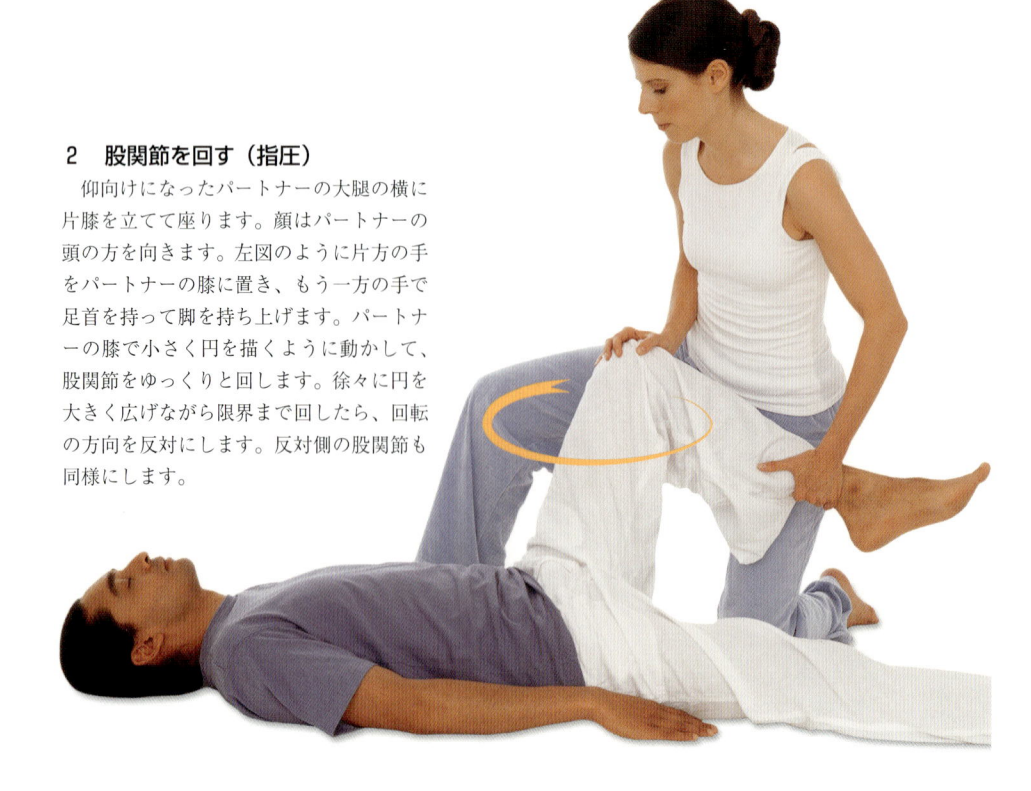

2　股関節を回す（指圧）

　仰向けになったパートナーの大腿の横に片膝を立てて座ります。顔はパートナーの頭の方を向きます。左図のように片方の手をパートナーの膝に置き、もう一方の手で足首を持って脚を持ち上げます。パートナーの膝で小さく円を描くように動かして、股関節をゆっくりと回します。徐々に円を大きく広げながら限界まで回したら、回転の方向を反対にします。反対側の股関節も同様にします。

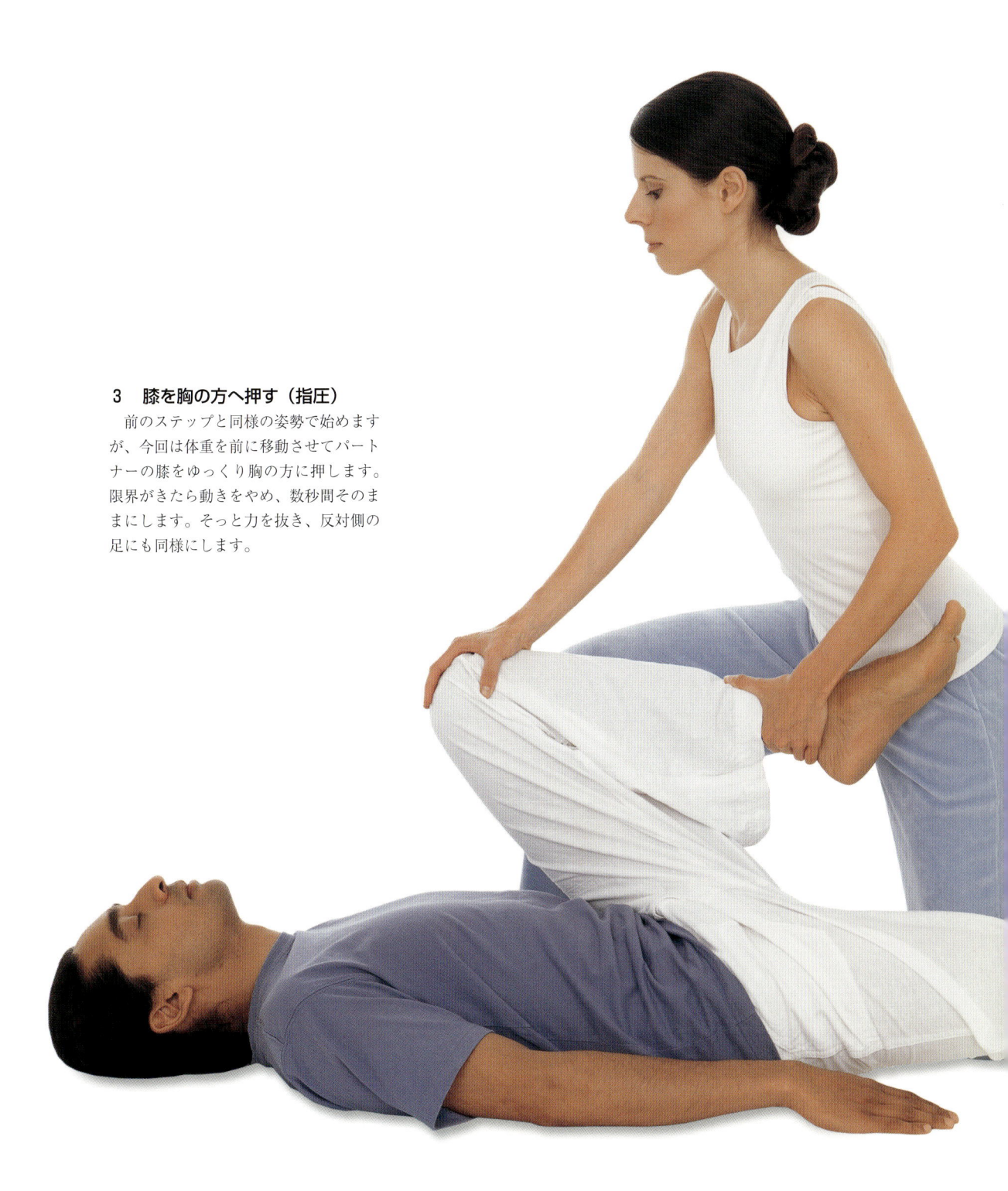

中背部と下背部（腰）のマッサージ

3　膝を胸の方へ押す（指圧）

前のステップと同様の姿勢で始めますが、今回は体重を前に移動させてパートナーの膝をゆっくり胸の方に押します。限界がきたら動きをやめ、数秒間そのままにします。そっと力を抜き、反対側の足にも同様にします。

中背部と下背部の痛みのためのエクササイズ

　背部を健康に保ち、定期的に運動を行って柔軟にし、姿勢を意識して過ごすことができれば、背部のトラブルの多くは避けることができます。ここでは毎日行うための一連のエクササイズを紹介します。エクササイズを行う際は決して無理をしないようにし、スムーズにゆっくりと動いて下さい。各エクササイズは気持ち良いと感じている間だけ行うようにして下さい。きちんと呼吸をする（つまり、身体を広げながら息を吸い込み、丸めながら息を吐く）ことは血行を助け、疲れた筋肉を癒す助けになります。ステップ6のハーフ・シットアップまで少しずつやっていき、痛みを感じたらもっと控えめにせよという警告だと捉えて下さい。骨盤の下に枕を置くと下背部が楽になるでしょう。

1　痛みに向かって呼吸をする

　仰向けになって両膝を立てます。足は腰の幅に開き、腕と肩の力は抜きます。身体の中で痛みや緊張、凝りがある部分を特定し、息を吸い込みながら、自分の呼吸がその部分にヒーリング・エネルギーと滋養を運んでいるとイメージします。次に、息を吐きながら、凝りや痛みを息と共に吐き出すようなイメージをします。この方法でゆっくり深く、数分間呼吸します。

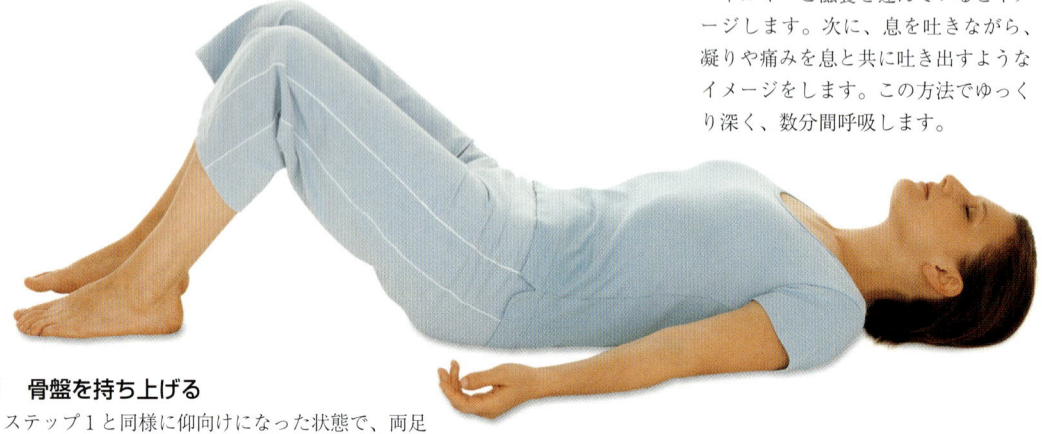

2　骨盤を持ち上げる

　ステップ1と同様に仰向けになった状態で、両足の足の裏を床につけ、下腹部の筋肉を緊張させ、臀部をぎゅっと締め付けるようにして、背骨の根元と骨盤を軽く持ち上げます。この時、首と肩はリラックスしたままにして下さい。5つ数える間そのままにしてから、すべての筋肉をリラックスさせ、もう一度始めます。これを繰り返して下さい。

3　両膝を胸につける

　仰向けになって、両膝を上げて両手でかかえます。息を吐きながら、膝を徐々に胸につけます。限界までつけて下さい。この体勢が気持ち良ければ、両膝をごく軽く揺らすこともできます。次に息を吸い込む時には、今度は両膝を徐々に下ろしていき、両方の足の裏が床につくようにします。これを繰り返して下さい。

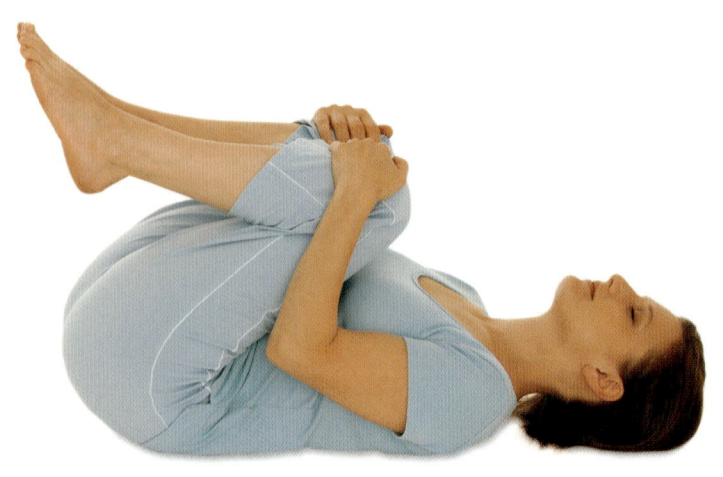

中背部と下背部（腰）のマッサージ

4　片方の膝を体の外側に倒す
　これまでのステップと同様に仰向けになって、両膝を立て、足を開きます。息を吸い込みながら、片方の膝を横にぱたんと倒します。首と肩はリラックスしたままにしておいて下さい。息を吐きながら、倒した足をもう一度持ち上げて、その次に息を吸い込む時には、先程と違う足を反対側にぱたんと倒します。これを繰り返して下さい。

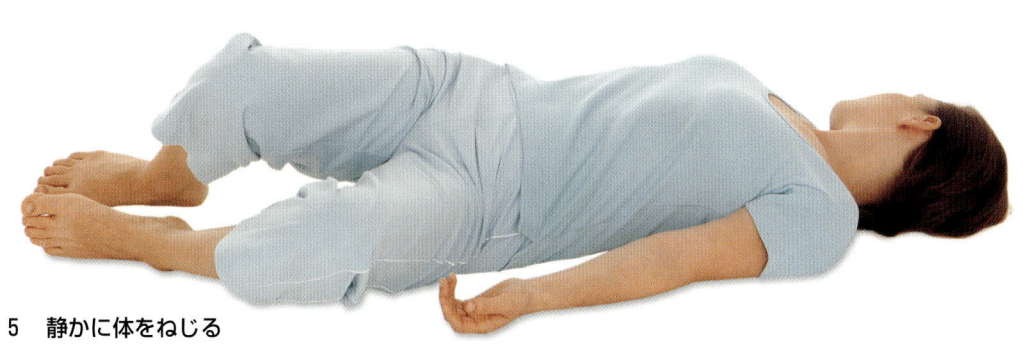

5　静かに体をねじる
　前と同じ姿勢で始め、息を吸い込む時に両膝を片側にぱたんと倒し、骨盤が腰から回転するようにします。その時両肩は床の上につけたままで、より強くねじるためには静かに頭を脚と反対方向にねじって下さい。息を吐きながら両膝を元の位置に戻し、骨盤が反対側へ回転するようにして下さい。これを繰り返します。

6　部分的腹筋運動
　仰向けになって両膝は軽く曲げ、息を吐きながら、静かに首と背中を床から起こして持ち上げます。その時同時に両腕を前に伸ばします。そのまま5つ数え、曲げていた身体をゆっくりと後ろに伸ばしていって、背中、首、頭そして最後に両腕が再び床の上でリラックスするようにします。これを繰り返します。

脚と足のマッサージ

　脚と足は、私たちの身体を支え、身体を運び、身体の下にある大地と繋ぐ働きをしています。また、私たちが感じる安心感や安定感とも関係があります。私たちはそれらの感覚を脚と足に感じるだけでなく、それらが欠けている場合も脚と足に感じるのです。私たちの言語表現には、脚と安心感の関係を反映したものがたくさんあります。例えば、"to stand on our own two feet"（自分の2本の足で立つ→自立する）、"to stand our ground"（自分の立場を守る→一歩も引かない）、"to be a person of standing"（地位のある人→名の通った人）、"having our feet firmly on the ground"（足を地にしっかりつける→現実的にものごとを考える）などがあります。膝を固定したり、足を踏ん張る姿勢は安全だという誤った感覚を与えることがあります。しかし、実際にはこの姿勢は、関節を動きにくくしてしまうので衝撃を受けやすく、怪我をしやすいのです。脚は仙骨のチャクラ（私たちの重心）と基底のチャクラ（私たちの大地との繋がりと生命の根本、p12参照）と繋がっています。基底のチャクラは背骨の一番下にあり、まさに私たちの「動く根」である脚とそれに続く神経が出ているのはこの場所なのです。足は、それぞれ26本の骨と土踏まずからなる複雑な構造をしており、その上にある身体全体の重量を支え、緩衝装置の役割を果たしています。マッサージには、脚や足に対する意識を喚起し、血液循環を改善させ、老廃物や毒素を排出させ、大地と繋がっているという感覚を私たちの全身に高めてくれる働きがあるのです。

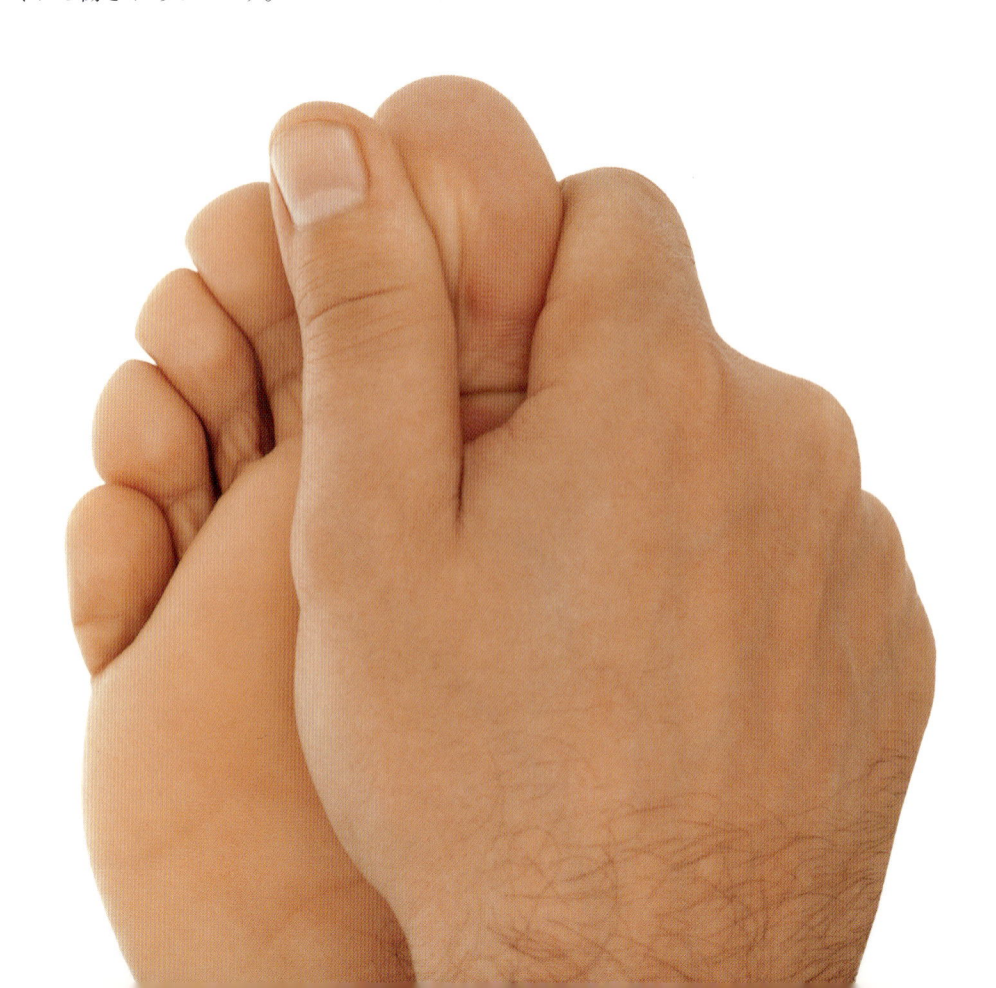

けいれん

けいれんは痛みを伴って起きる筋肉の激しく急激な収縮です。よく起こるのは脚や足ですが、身体の他の部分にも起こります。けいれんは、大量の発汗の後の塩分喪失や血行不良によって起こることがあります。激しいけいれんは夜中に突然起こることもあります。ここで紹介する一連のマッサージでは、ふくらはぎに手を交互に動かして捏ねる動きと、伸ばす動きをいくつか紹介しています。また、脚をマッサージするだけでなく、緊張した筋肉を伸ばすためには、起き上がって歩き回ることも効果があることが多いのです。けいれんにはマージョラムのエッセンス（p21参照）が有効でしょう。

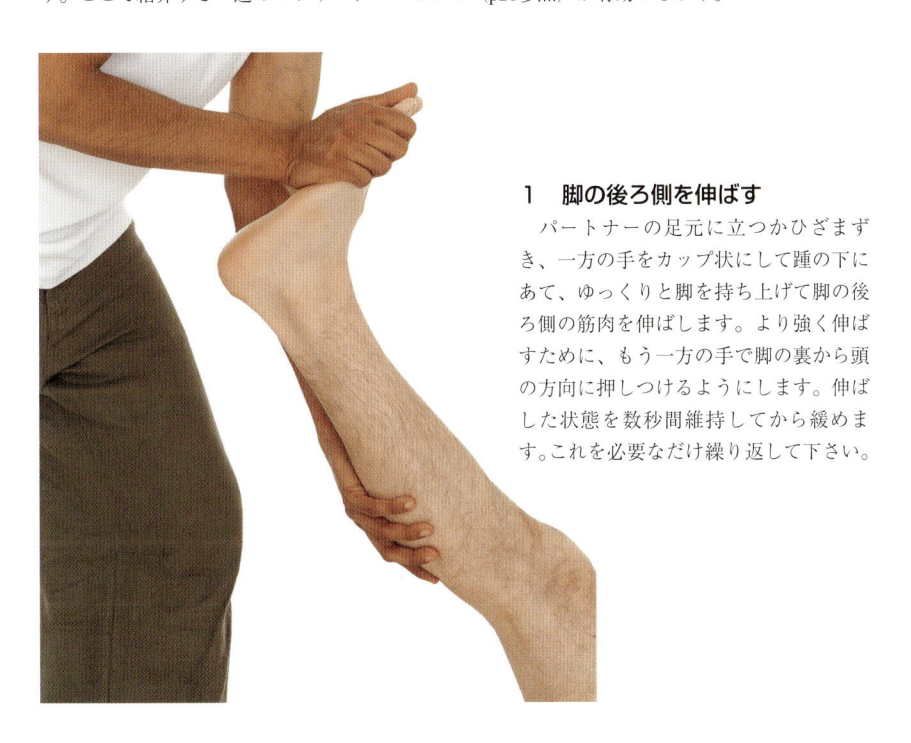

1　脚の後ろ側を伸ばす

パートナーの足元に立つかひざまずき、一方の手をカップ状にして踵の下にあて、ゆっくりと脚を持ち上げて脚の後ろ側の筋肉を伸ばします。より強く伸ばすために、もう一方の手で脚の裏から頭の方向に押しつけるようにします。伸ばした状態を数秒間維持してから緩めます。これを必要なだけ繰り返して下さい。

2　ふくらはぎをマッサージする

膝を曲げたパートナーの足のいずれかの側にひざまずき、両手でふくらはぎの筋肉をマッサージし始めます。ゆっくりとリズミカルに、捏ねるような、絞るようなストロークで両手を交互に使って、圧迫したり、押しつけたり、筋肉を持ち上げたりします。この筋肉マッサージとステップ1の脚の後ろ側のストレッチを交互に行ってもよいでしょう。

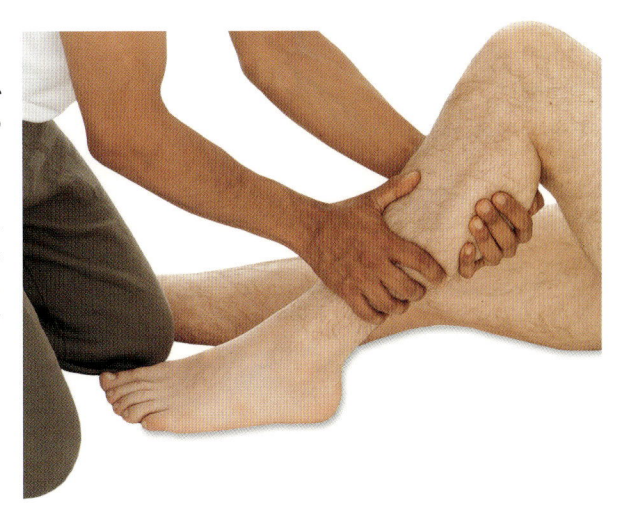

膝痛、関節炎、捻挫と筋違い

膝はかなりの体重を支える関節であるため、強い力がかかりやすく、物理的なストレスを受けやすくなっています。特に、日常的にふんばったり、固定された状態を保つ場合に起こります。ここで紹介した一連のマッサージは、怪我による構造的な傷が癒えた後（p90参照）の回復期に効果があるでしょう。また、膝関節の疲労や痛みを和らげ、関節炎を起こした膝関節（p92参照）に効果があるでしょう。施術を受ける人は、床の上に横になるのが苦しければ、椅子に座っていてもかまいません。ラベンダーまたはローズマリーのエッセンス（p21参照）を試してみて下さい。

注意 関節に炎症があったり、腫れている場合はマッサージしてはいけません。その代わり、腫れた関節の上や患部から離れたところの筋肉をマッサージして体液を分散させて下さい。

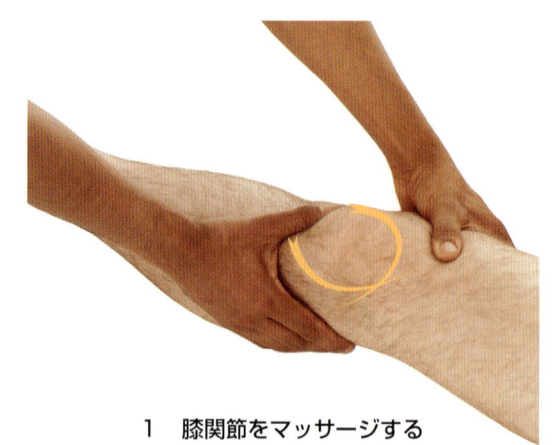

1　膝関節をマッサージする

まずパートナーの膝の下に、両手をカップ状にしてあてがい、両方の親指で大きく円を描き始めます。膝関節の前側のすぐ際を、親指の動きが重なり合うようにマッサージします。交互に円を描きながらリズミカルに手を動かします。その一方で、残りの指と手のひらを膝の後側に滑らせて関節の両横と裏をマッサージします。

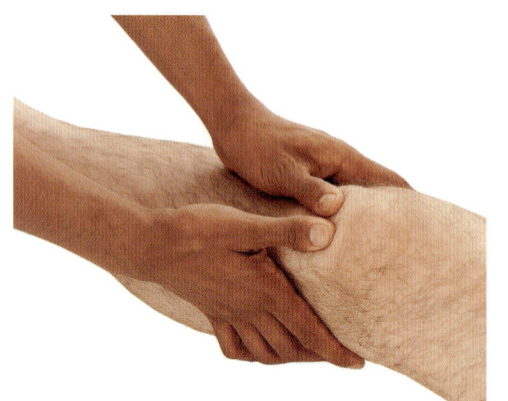

2　膝の深い部分に働きかける

パートナーの脚の間または横にひざまずき、膝のまわりを全部の指を使って、骨と骨の間の柔らかい組織に押し込むように、ゆっくり慎重にマッサージします。皮膚の上を滑らせるのではなく、小さく回転させるような動きを使って押し込みます。精神を集中させ、膝のすぐ際をマッサージし、痛みの限界を超えないように注意して下さい。

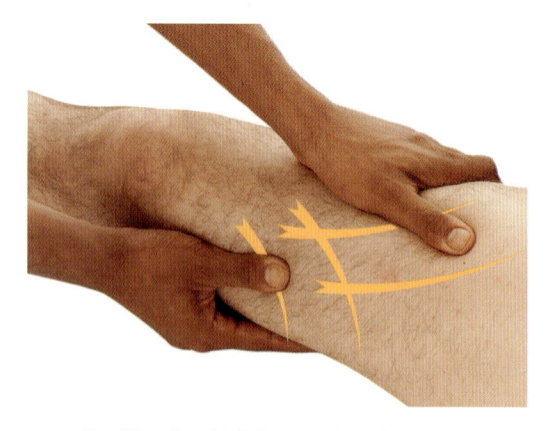

3　膝の上の筋肉をマッサージする

両手をパートナーのどちらかの膝のすぐ上に置き、両手の親指を使ってゆっくり、しっかり、掃き出すような動きをします。上の方へ、外の方へ、膝の上の筋肉の上へ指を動かして下さい。膝の上の部分には特に注意を払い、同じようにして大腿の前面を徐々に上に向かってマッサージしていきます。

脚の痛みをとる指圧

運動不足や日常生活の中で動きの少ない状態は、簡単にエネルギーの停滞を引き起こし、毒素がすぐに脚や足に蓄積されます。そうなると、重力の影響もあり、心臓へ戻る血液の循環が緩慢になります。多くの主要な経絡と神経は、足と脚の間を相互に接続しており、足と脚を生命維持に重要な器官や腺に接続しています。そのため、不純物の蓄積が続くと、脚が痛み、体全体が悪影響を受けるのです。脚の上を押すことや、足の上を踏むことで、エネルギーの動きが活性化し、毒素の分散が促されます。

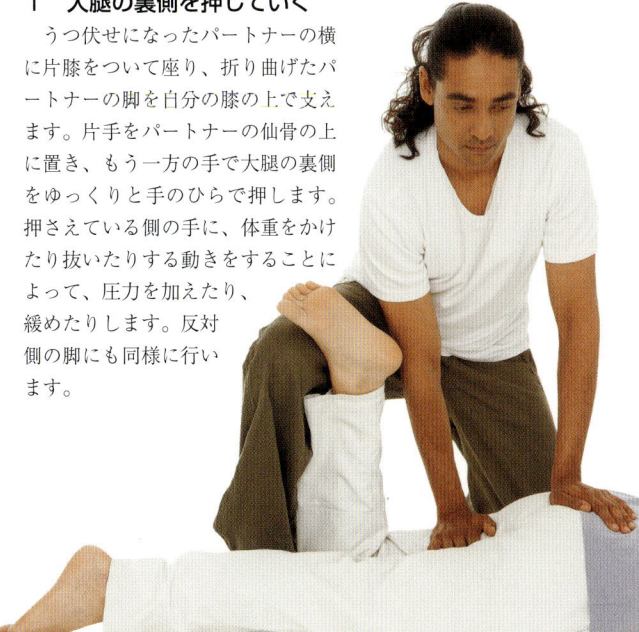

1　大腿の裏側を押していく

うつ伏せになったパートナーの横に片膝をついて座り、折り曲げたパートナーの脚を自分の膝の上で支えます。片手をパートナーの仙骨の上に置き、もう一方の手で大腿の裏側をゆっくりと手のひらで押します。押さえている側の手に、体重をかけたり抜いたりする動きをすることによって、圧力を加えたり、緩めたりします。反対側の脚にも同様に行います。

2　ふくらはぎを押す

パートナーの足の裏に、片方ずつ注意して膝をつき、両手の手のひらを、ふくらはぎに置きます。体重を膝と手にゆっくりと移動させることによって圧力を増します。それからふくらはぎをマッサージします。この姿勢でパートナーの大腿部もマッサージすることができます。

3　足の上を踏む

この施術を行うためには、パートナーの足は、両方の踵を外側に倒して、床にぺったりつけている必要があります。自分の両方の踵を使って、相手の足の裏の上を踏みます。足の甲と、足の指の付け根の膨らんだ部分（踵を上げると体重がかかる部分）にのみ圧力を加え、踵の上を踏まないように気をつけます。足首と床の間に空間がある場合はタオルを巻いたものを差し込んですき間を埋めます。

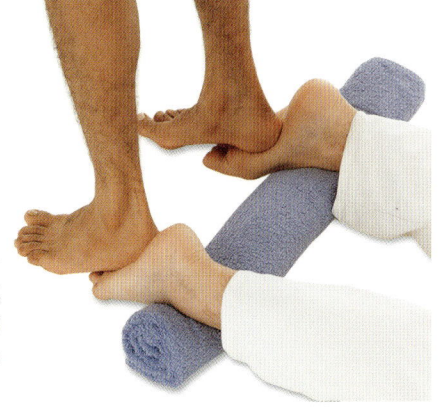

脚と足のマッサージ

足痛、捻挫と筋違い、関節炎

足のマッサージは驚くほど気持ちが良くリラックスします。何百もの神経の末端が足の裏にあり、全身に対する反射の接続ポイントがあるため、身体全体もリラックスできるのです。ここで紹介する一連のマッサージは『全身マッサージ』（p36参照）の項で紹介した足へのストロークと組み合わせて使うこともでき、『捻挫や筋違い』（p90参照）の回復期にも効果があるでしょう。ローズマリーまたはベルガモットのエッセンスを試してみましょう（p21参照）。

注意 腫れがあったり炎症が起きている関節をマッサージしてはいけません。関節炎の手当てをする前にp92ページをお読み下さい。

1 足首の関節を回転させる

うつ伏せになったパートナーの下腿を持ち上げます。足の親指の関節の両側をしっかりと握り、自分の前腕の内側をパートナーの踵につけます。前腕をレバーのように使って、足全体をゆっくり、大きな円を描くように回転させます。最初は一方向に回し、その後反対方向へ回します。

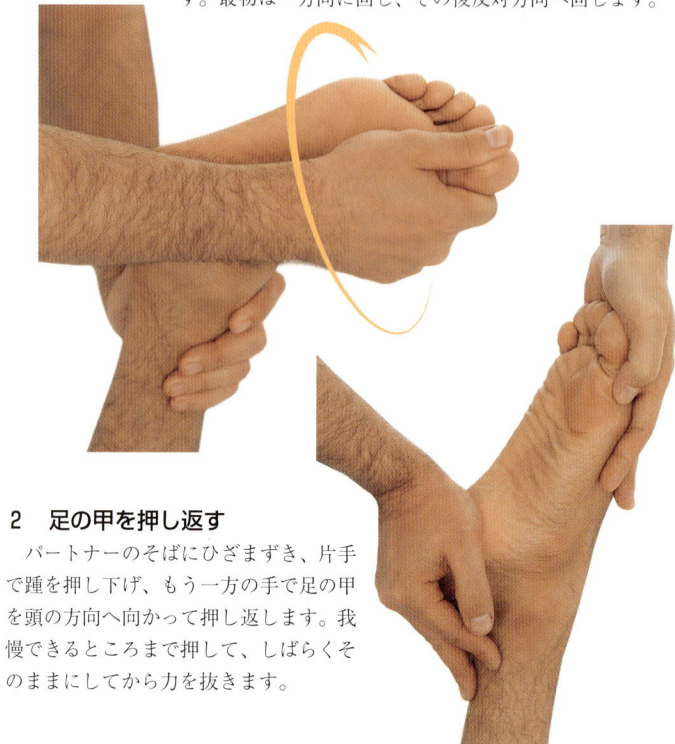

2 足の甲を押し返す

パートナーのそばにひざまずき、片手で踵を押し下げ、もう一方の手で足の甲を頭の方向へ向かって押し返します。我慢できるところまで押して、しばらくそのままにしてから力を抜きます。

3 足の指の付け根を押し下げる

膝をついて腰を起こし、片方の手で踵のすぐ下のアキレス腱の両側を持ちます。もう一方の手で、足の指の付け根（指だけではなく）を押し下げます。この時、踵を押し上げるようにします。このストレッチのためには、しっかり寄りかかる必要がありますが、限界を超えてしまわないようにパートナーに確認して下さい。

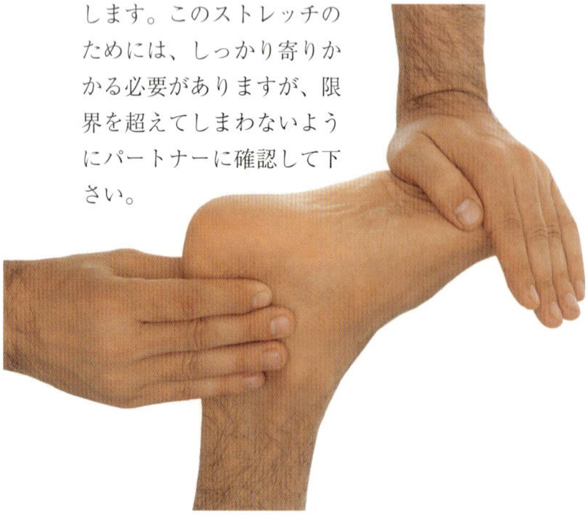

4 足の甲を左右にねじる

膝をついたままで、顔はパートナーの足の指の方を向きます。パートナーの足の甲の両側を両手でしっかり握ります。そしてゆっくり横にねじって下さい。最初は一方向に、次に反対方向にねじります。これを数回繰り返して下さい。

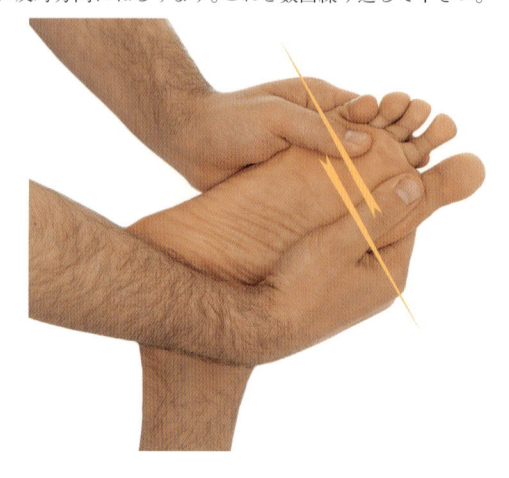

脚と足のマッサージ

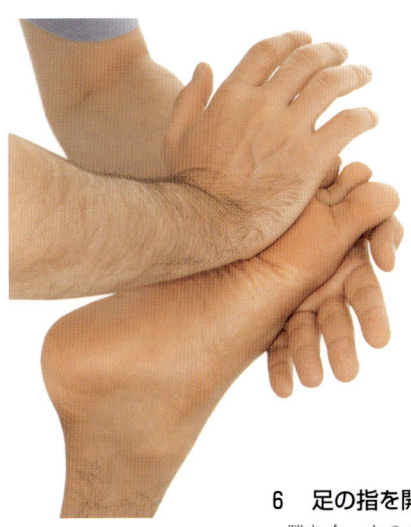

5　足指の付け根のマッサージ
パートナーの足の指の付け根（両面を）を、自分の両手の手のひらの付け根ではさみます。足の指の付け根を両手の間で転がすようにするのですが、しっかり圧力をかけて左右に回転させるようにし、足の指の付け根全体をマッサージします。

6　足の指を開いて伸ばす
隣り合った2本の足の指を、両手の親指と残りの指でそれぞれつかみ、ゆっくり両側に指の間の皮を伸ばすように引っ張ります。パートナーに伸ばし具合がちょうど良いところで声をかけてもらうようにします。全部の足の指を同様にします。

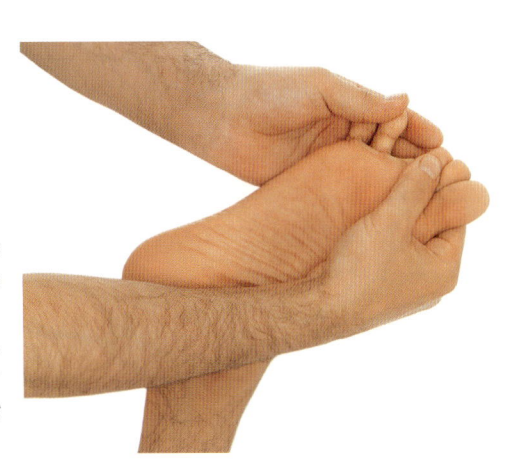

7　足の指をひっぱる
パートナーの頭の方を向いて、片手で一方の足を持ちます。もう一方の手の親指と人差し指で足の指を1本つまみ、静かに、しかししっかりと数回回します。一定の力でひっぱって指を伸ばしてから、手を滑らせて足の指先から手を離します。全部の足の指にこれを繰り返します。

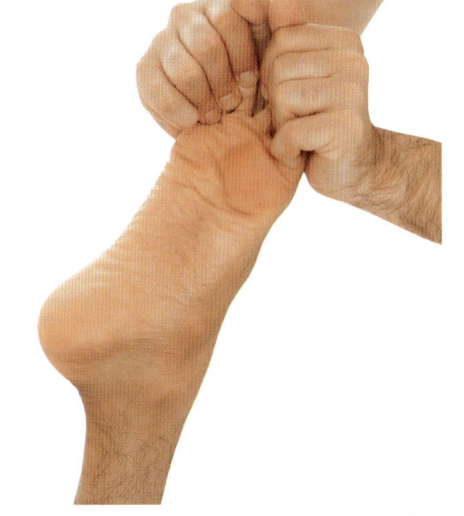

8　足の指全部を持って脚を揺する
パートナーの頭の方を向いて、一方の手のひらの付け根と人差し指から小指までをまっすぐ揃えた指全体（足の指の下側を「爪でひっかく」ことのないように）で、パートナーの足の指をまとめてしっかりつかみます。もう一方の手で、足の親指と親指の関節をつかみ、両手を使って、わずかに脚を持ち上げて少し揺すります。こうすることによってすべての足の指を一度に伸ばすことができます。ステップ1以降を反対側の足に繰り返して下さい。

捻挫と筋違い

　筋違いは、筋繊維や靭帯が本来の長さを超えて強制的に伸ばされたことによって起こる怪我です。局部的に痛んだり場合によっては腫れることもあります。捻挫は、それよりも重症で、激しくねじったりよじったりすることにより起こり、関節の筋繊維や靭帯の断裂を引き起こし、痛みや腫れ、内出血を起こします。もっともなりやすい場所は、手首、足首と背中です。捻挫と筋違いはどちらもありふれた怪我で、回復期にマッサージが有効ですが、次に説明するプロセスを守る必要があります。まず医師に骨折していないことを確認してもらいます。最良の初期治療は、氷嚢で冷やすか、氷がない場合には冷水で湿布することです。それから包帯を巻き、関節を固定します。可能なら患部を持ち上げて下さい。24～48時間は安静にし、痛みが静まるのを待ちます。治療のためのマッサージはそれから始めることができます。

　腫れている部分に直接マッサージしてはいけません。負傷した部分の上側を、心臓に向かって軽くさするような、撫でるようなストロークをします。足首の捻挫の場合には、例えば、最初は膝から大腿に向けて、次に踵から膝に向けてマッサージし、体液（下記参照）を分散させるのを助けます。怪我が癒えるにつれて、患部のあたり全体を慎重に捏ねるように揉んだり、こするようにマッサージしたりできるようになります。そして最終的に、可能な場合には、受動運動（受け身のマッサージ）を施して可動性の回復を助けます。常に我慢できる痛みの限界を超えないように注意して下さい。ラベンダーとローズマリーのエッセンスをブレンドして使うことができます（p21参照）。

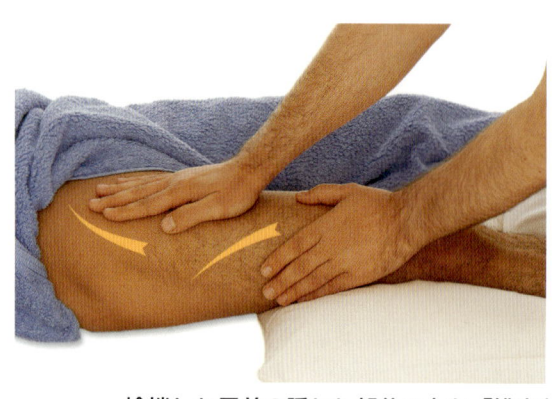

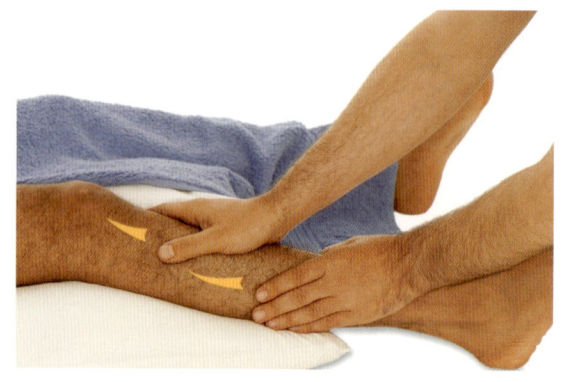

捻挫した足首の腫れた部分の上を「排出」する

　横になったパートナーの膝をクッションで支持し、ゆっくりと上方向にさすります。最初は大腿部を膝から大腿部の付け根に向かってさすります。数分間さすったら、下腿も同様にします。足首の上から膝に向かってさすります。両手は交互に動かして、そっと絞り出すように、心臓に向かって押すようにして、関節部に溜まった体液を血管とリンパ管を通して分散させるのを助けます。

氷と水を使った湿布

　捻挫と筋違いの内出血を抑えるには、氷が役に立ちますが、決して氷を直接皮膚に当てないようにして下さい。必ず布で包んで使うか、冷凍の豆の袋を使います。負傷当日とその翌日位までは、1時間毎に5分間づつ氷を当てることを数時間続けます。氷がなければ冷水で絞った布も効果があります。筋違いを起こした筋肉の痛みが続く場合には、温湿布と冷湿布を交互に行うと楽になります。

温湿布と冷湿布の用いかた

　ボウルを2つ用意し、一方に氷水、もう一方にはかなり熱めのお湯（但し沸騰するほどではない）を入れます。綿の布か小さなタオルを2枚用意します。まず温湿布から始めるとやりやすいです。お湯のボウルで布を絞り、折って形を整え、痛む部分に3分間当てます。次に水で絞った布を1分間当てます。10〜15分間温湿布と冷湿布を交互に続けます。

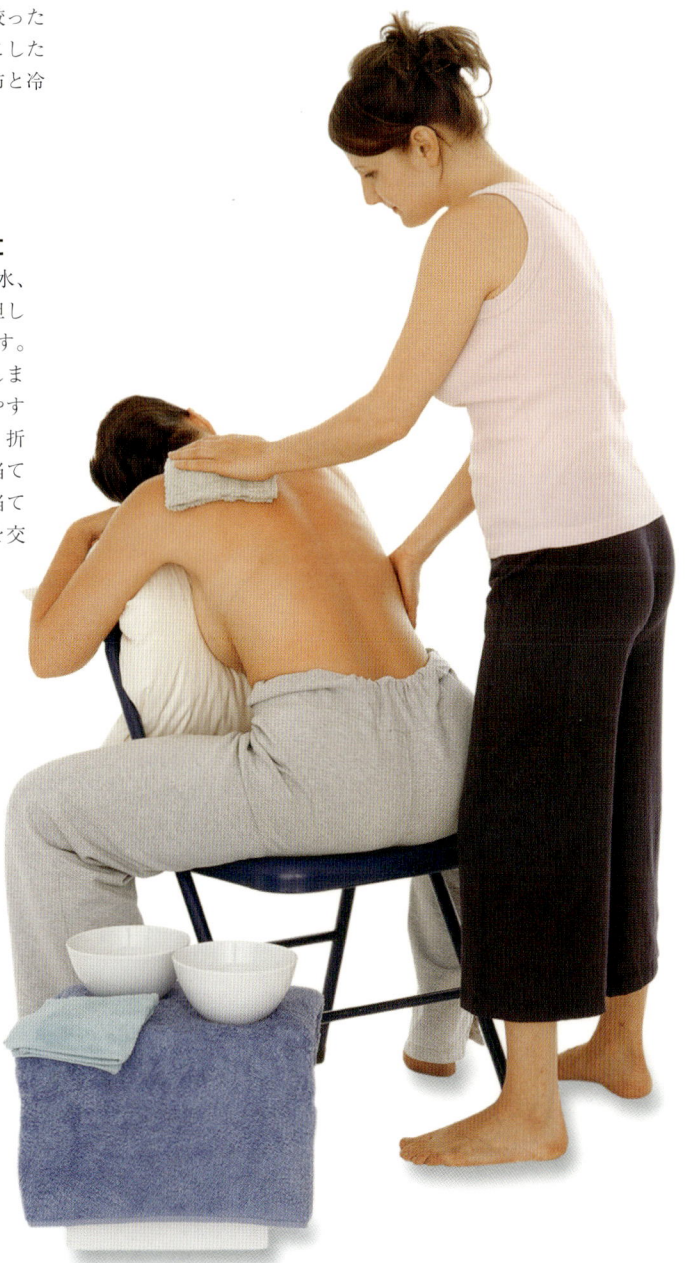

関節炎

　関節炎には様々な種類があります。最も患者の多いものは、リウマチ様関節炎と変形性関節症です。リウマチ様関節炎は、小児期に発病することもある全身性の疾患で、たいてい手足の小さな骨に発症します。関節が激しく痛み、腫れ、炎症を起こし、症状は全身に広がります。変形性関節症は、老年期に起こる疾患で、関節や骨、椎間板の摩耗やひび割れ、物理的な劣化に関係しています。最初に首の下の方と下背部に症状がみられることが多く、過去に負傷したことのある関節に起こることがあります。マッサージはこの２つの関節炎の痛みを軽減するのに役立ちます。しかし、関節が腫れていたり炎症を起こしている時は、その部位をマッサージしてはいけません。痛みのある部分に軽く手を置くだけで、精神を集中し、数分間手による癒し ── ハンド・ヒーリング ── を行うことはできます。それから、腫れている部分の上側を心臓の方向に向かって軽くさするようなストロークでマッサージを行います。腫れがない場合には、本書の関連部位のページで紹介されているストロークの中から、パートナーが気持ちいいと感じるものならどれを使ってかまいません。

　関節炎を起こしている関節に受動的な動きを行う前には、医師に施術の可否を確認し、常に細心の注意を払いながら行い、痛みの限界を超えないようにします。絶対に限度を超えて動かさないで下さい。全身のマッサージや患部のまわりをゆっくりとさすったり、そっと揉んだり、親指で円を描くようにマッサージすると、気持ちが良くてリラックスできます。ローズマリーとラベンダーのエッセンスをオイルで薄めて用いると痛みを和らげるのに効果があります（p21参照）。

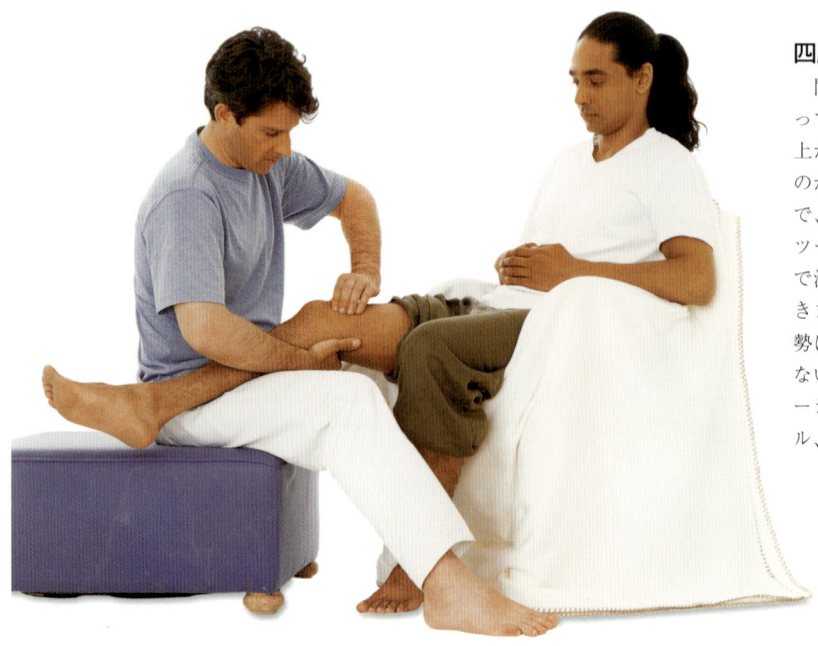

四肢を支える

　関節炎の患者は身体がこわばっているため、マッサージ台に上がったり、床の上に横になるのが難しく感じる場合もあるので、いろいろな種類の椅子、スツール、足載せ台を様々な方法で活用して脚を支えることができます。その時、自分自身の姿勢にも注意し、身体を曲げ過ぎないようにしましょう。マッサージする時は、床の上かスツール、椅子などに座りましょう。

マッサージをしてはいけない場合

　マッサージや指圧をしてはいけない場合もありますので、それらをリストアップしました。これらの禁忌事項に留意することは非常に重要です。しかし、これらの症状があるからといって、全くヒーリング・マッサージを行ってはならないということではありません。触れることは相手に安心を与え、鎮静し、楽にするもので、身体に備わった自然治癒のプロセスを促すのに役立ちます。ですから、ごく軽く触れたりさすったるすることは、気持ちを落ち着かせ痛みを和らげるのに効果があります。しかし、症状が重く深刻なトラブルの場合は、絶対に事前に医師の同意を得ることなしにマッサージを行ってはなりません。「マッサージをしてはいけない」という注意は、患部あるいは患部の近くで強いストロークのマッサージをしてはならないことを意味しています。

ハンド・ヒーリング ── 手による癒し

　ハンド・ヒーリングを行うには、最初にまず精神を集中することから始めます（p19参照）。そして、両手をそっと体の1ヶ所あるいは2ヶ所に置き、数分間そのままの状態を保ちます。その間、精神の集中を保ち、両手は癒しのエネルギーを伝える伝達経路である、というイメージを頭に描きます。

【 禁忌 】

局部的な感染症または炎症
してはいけないこと：感染や炎症がある部分にはマッサージを行ってはいけません。マッサージを行うと感染や炎症を広げてしまう恐れがあります。
してもよいこと：服を着たまま、あるいは包帯などを巻いた状態でのごく軽いハンド・ヒーリングはしてもかまいません。医師の同意の下で、感染部分以外の部分にごく軽いストロークでマッサージを行って下さい。

腫れ、腫脹
してはいけないこと：腫れている部分にはマッサージしてはいけません。
してもよいこと：軽いハンド・ヒーリング、および腫れている部分の上の方で体液を分散させるために心臓方向へ向けたストロークを行なってもかまいません。

皮膚のできもの（にきび、湿疹、あせも）
してはいけないこと：できものの上をマッサージしてはいけません。
してもよいこと：服を着たままで軽いハンド・ヒーリングおよび何もできていない部分へのマッサージ、組織から老廃物を排出するための心臓方向へ向けたストロークはしてもかまいません。

内出血
してはいけないこと：内出血を起こした部分の上をマッサージしてはいけません。
してもよいこと：内出血部位の上側のマッサージ、および周辺で体液を分散させるためのストロークはしてもかまいません。

静脈瘤
してはいけないこと：静脈瘤の上をマッサージしてはいけません。静脈瘤の部位の下の方から静脈瘤に向けて押し上げるマッサージはしてはいけません。
してもよいこと：ハンド・ヒーリング、冷水を使った湿布（p91参照）、脚を持ち上げて静脈瘤の上側で心臓に向かってそっと撫でるようなストロークをしてもかまいません。医師の同意が得られれば、静脈の両側でごく軽く、ゆっくり上方向へのストロークを用いることもできます。これは腫脹した静脈瘤によって起こる痛みを和らげることができます。ただし、直接ストロークを行ってはいけません。

発熱
してはいけないこと：発熱している場合はマッサージしてはいけません。
してもよいこと：ハンド・ヒーリングはしてもかまいません。熱がある時の皮膚は過敏になっていることが多いのです。さすったり押さえたりすることで気持ち良くなることもあります。

血栓症、静脈炎
してはいけないこと：これらの症状がある人にはマッサージしてはいけません。マッサージを行うと身体の中にある血栓を移動させてしまう恐れがあります。
してもよいこと：軽いハンド・ヒーリング、またはもし医師の同意が得られればごく弱いマッサージを手、足、顔に行います。

骨折
してはいけないこと：骨折していたり、骨折が疑われる場合にはマッサージしてはいけません。医師の診察を受けて下さい。
してもよいこと：ハンド・ヒーリングと、身体の他の部分にいたわるようなタッチを行って相手を安心させます。回復期には、医師に相談の上、捻挫や筋違いのときのマッサージを行います。

腫瘍
してはいけないこと：腫瘍がある部分にはマッサージしてはいけません。
してもよいこと：ハンド・ヒーリングはしてもかまいません。医師の同意を得られれば、顔や足、手、肩などの部分を軽くさすって下さい。癌患者は優しく触れられることで大いに慰められます。

妊娠
してはいけないこと：足首のまわりを指圧することはいけません。下背部や下腹部を強く深く押したり、叩打法のマッサージをしてはいけません。
してもよいこと：医師の同意を得て、そっとマッサージをしてもかまいません。軽く優しいストロークを用いてマッサージすることは、妊娠期間を通して問題ありません。但し、妊娠3ヶ月までは特に注意して行って下さい。

索引

【あ】

脚の痛み　87
頭　44-51
アロマセラピー・エッセンス　20、21
印堂　60
インドのヒーリング・マッサージ　47
腕と手　64-67
エッセンシャル・オイル（アロマセラピー・エッセンス参照）
円を描く　23
オイル
　キャリアオイル　21
　鉱物油　20
　植物油　20、21
オイルを塗る　20、23
　脚　42
　脚の裏側　35
　腕　39
　背中　33、75
　臀部　34
　胴体　41
　鼻と副鼻腔　60
叩打法　23、26、61
オーラ　13
悪心　69-70

【か】

風邪　60
カッピング　26
肩　52-59
　凝りや痛み　56-58
下背部　74-83
カモミール　21、33、45、69、73、78
軽く滑らせるようなストローク　23
カルダモン　21、69
関節炎　92
　足　88-89
　腕と手　64
　首　53-55
　膝　86
「気」　13
気管支炎　63
気管支の感染症
　胸部うっ血　61
　上背部と肩　56
基本ストローク　22-27
切り刻むようなストローク　26
禁忌　93

「子供のポーズ」　76
首　52-59
　首の痛み　55
　凝り　53-55
　筋違い　53-55
けいれん
　脚と足　85
　腕　64、65
経絡　13、14、48
　胃経　69
　上背部の経絡　59
月経痛　73
股関節部
　痛み　80
鼓腸　72
捏ねるように揉む　24

【さ】

坐骨神経痛　78-80
指圧
　脚の痛み　87
　癒しの方法　13、22、27
　うっ血　60
　悪心　69-70
　風邪　60
　下背部の痛み（腰痛）　77
　気管支炎　63
　基本テクニック　27
　月経痛　73
　股関節部の痛み　80
　消化不良　69-70
　上背部の凝りと痛み　59
　咳　63
　喘息　63
　頭痛　48-49
　繋ぎあわせるポイント　49
　始める前に　16-19
　副鼻腔のトラブル　60
　「龍の口」テクニック　27
湿布
　首の痛み　53
　凝りや痛み　56
　上背部や肩の痛み　56-58
　捻挫と筋違い　90-91
　頭痛　46
　偏頭痛　45
絞るように揉む　24
ジャスミン　73
消化不良　69-70
書痙　66
上背部　52-59
上腹部と下腹部　68-73

精神の集中　19、23
　指圧　63
咳　63
「仙骨（腹）のチャクラ」　16、19、22、27、32、59、73、77、80
全身マッサージ　32-43
喘息　60、63
　上背部と肩　56
　胸部うっ血　61
組織の深部へ働きかけるストローク　23、25

【た】

「大地と繋がる」　16、68
チャクラ　13
　基底のチャクラ　74、84
　心臓のチャクラ　52、60、64
　仙骨のチャクラ　68、74、84
　太陽神経叢のチャクラ　68、74
　第三の目のチャクラ　44
　喉のチャクラ　52、64
　宝冠のチャクラ　44
中くらいの強さで揉むストローク　23、24
中背部　74-83
椎間板ヘルニア　74
頭痛　44-49
包み込む　23
繋ぎあわせる　23、24
ツボ　13、48、51
つまむように引っ張る　26
手首のトラブル　66-67
テニス肘　64、65
手のトラブル　66-67
手のひらで押す　27
手のひらの根元で押す　27
手のひらの根元のストローク　25

【な】

捻挫と筋違い　90
　足　88
　腕　65
　首　53-55
　膝　86

【は】

排出　35、39、42
背部の痛み
　エクササイズ　82-83
　下背部（腰）　76-77

上背部　56-59
　　　中背部　75
羽で撫でるようなストローク　23
ハンド・ヒーリング　93
　　　関節炎　92
膝の痛み　86
疲労　33
不安　33
フェンネル　21、72
副鼻腔のうっ血　59
不眠　33
ベルガモット　21、33、56、61、88
変形性関節症　92
　　　自分でできる手当て　55
偏頭痛　44-45
便秘　72

【ま】

マージョラム　21、59、72、75、80、85
摩擦法　組織の深部へ働きかけるストローク参照
マッサージ
　　　基本ストローク　22-27
　　　禁忌　93
　　　効果　10、12、15
　　　なじませる　20
　　　始める前に　16-21
　　　マッサージ台　18
むち打ち症　44
胸　60-63
　　　うっ血　61-62
瞑想　19
メリッサ　21、45

【や】

抑うつ　33
ユーカリ　21、51、61

【ら】

ラベンダー　21、33、45、59、78、86、90、92
「龍の口」テクニック　27
リウマチ様関節炎　92
ローズマリー　21、51、53、55、56、65、76、86、88、90、92

出版社からの謝辞

　本書の出版にあたり次の方々に感謝の意を表します—Sara Thomas、Jane Downer、Chris Jarmey、Sheilagh Noble、Fausto Dorelli、Lesley Gilbert、Peter Sperryn、Sara Mathews、写真モデルの皆様、そして Marlin Graphics Ltd と F.E.Burman のスタッフの皆様。

著者からの謝辞

　まず最初にこの本がまだ構想の段階であった時から執筆を勧めて下さった Chris Sturgess-Lief に感謝いたします。また、指圧に関して貴重なご協力とご支援をいただいた（実際に素晴らしい施術もしていただきました）Jane Downer にも感謝いたします。さらに、助言をいただいた Chris Jarmey にも感謝いたします。Lucy Lidell にはご尽力、ご支援、そして明快なアドバイスをいただきありがとうございました。Joanna Godfrey Wood ならびに Susan McKeever には編集を通してのご尽力、ご協力そして忍耐に、Lynn Hector にはデザインと忍耐にそれぞれ特別の感謝を申し上げます。Fausto Dorelli には美しい写真を撮っていただき、Sheilagh Noble には繊細な絵を描いていただきありがとうございました。医学的面でのアドバイスをいただいた Peter Sperryn、それから Mary-Jane Anderton と Anita Sullivan に感謝いたします。写真や絵のモデルとなって下さった Jane Downer、Terry Williams、Karen Drury、Patti Money-Coutts、Jerry Gloag、Otter Baker、Michael Tirrell、David Kayla-Joseph とその友人 Mike、Danny Paradise、Margareeta Saari にも感謝いたします。最後になりましたが、癒しとインスピレーションを与えて下さった Bob Moore に心からお礼を申し上げます。

参考文献

Brooks, Charles, Sensory Awareness, Viking Press, 1974
Downing, George, The Massage Book, Wildwood House, 1973
Lidell, Lucinda, The Book of Massage, Ebury Press, 1984
Masunaga, Shizuto, Zen Shiatsu, Japan Publications, 1977
Montague, Ashley, Touching, Harper and Row, 1971
Ohashi, Wataru, Do-it-yourself Shiatsu, Unwin Paperbacks, 1976
Tanner, John, Beating Back Pain, Doorling Kindersley, 1987
Von Durkheim, Eraf Karlfried, Hara: the Vital Centre of Man, Unwin Paperbacks, 1977

出典（p7引用文）

Gunter, Bernard, Massage, Academy Editions, 1973
Liss, Jerome, In the Wake of Reich, Coventure Ltd. 1976
Brooks, Charles, Sensory Awareness, Viking Press, 1974

産調出版の本

アロマセラピーバイブル
エッセンシャルオイルの利用法
完全ガイド

ジル・ファラー・ホールズ 著

人気のバイブルシリーズ第4弾。オールカラー400頁でアロマセラピーの実践法からエッセンシャルオイルを豊富に一挙紹介。一般に使われているほとんどのエッセンシャルオイルについて理解可能。

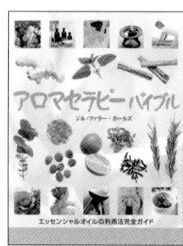

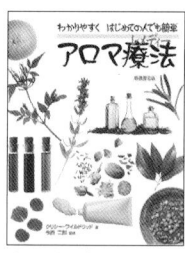

本体価格2,600円

アロマ療法
はじめての人にもできる香りの療法

クリシー・ワイルドウッド 著
今西二郎 日本語版監修

心と身体に健康をもたらすアロマセラピー。エッセンシャルオイルの購入やブレンドに必要な情報を網羅し、自宅でも簡単に行えるよう、120以上ものレシピを紹介。

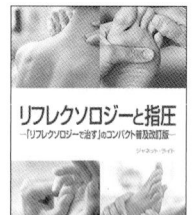

本体価格1,900円

リフレクソロジーと指圧
あなたもできるセラピー&ヒーリング

ジャネット・ライト 著

薬を使わず手で行う療法、リフレクソロジーと指圧を実際に役立つように説明したガイドブック。『リフレクソロジーで治す』のコンパクト普及改訂版。

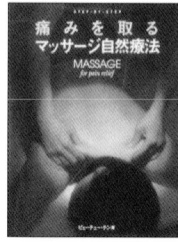

本体価格1,600円

痛みを取る
マッサージ自然療法
痛みが戻るのを防ぐ自助式ガイドブック

ピューチェー・チン 著

薬に頼らない、きわめて身体に優しい中国式健康法。歯痛から月経痛、または肩こりから消化不良といったいろいろな痛みに対処。

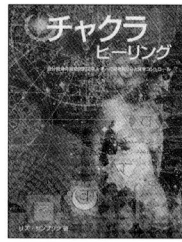

本体価格2,800円

チャクラヒーリング
自分自身の超自然的エネルギーの
渦を知り心と体をコントロール

リズ・シンプソン 著

古代インドのチャクラシステムをわかりやすく扱ったガイドブック。色、エクササイズ、クリスタル、瞑想などを通じて、それぞれのチャクラを高めることができる。

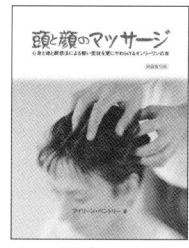

本体価格2,800円

頭と顔のマッサージ
心身と魂と瞑想法による軽い症状を
更にやわらげるオンリーワンの本

アイリーン・ベントリー 著

著者の頭・首・肩のステップ式マッサージプログラムは、心と体のセラピーを統合した独自の方法。瞑想と視覚化のテクニックが深いヒーリングの道標に。美容師・理容師さんのエクストラサービスにも最適。

本体価格2,300円

MASSAGE for common ailments
マッサージ治療法
軽い症状を取る『マッサージセラピー』のリニューアル版

発　　行　2006年3月5日
本体価格　1,800円
発 行 者　平野　陽三
発 行 所　産調出版株式会社
〒169-0074 東京都新宿区北新宿3-14-8
TEL.03(3363)9221　FAX.03(3366)3503
http://www.gaiajapan.co.jp

Copyright SUNCHOH SHUPPAN INC. JAPAN2006
ISBN 4-88282-442-6 C0077

落丁本・乱丁本はお取り替えいたします。
本書を許可なく複製することは、かたくお断わりします。
Printed and bound in China

著　者：サラ・トーマス (Sara Thomas)
ホリスティック・マッサージに25年以上取り組んでいるマッサージ療法家であり心理療法家。大学院のヒーリング、マッサージ、瞑想コースでも教鞭をとっている。Massage Training Institute(MTI)の創設者であり元ディレクター。世界的なベストセラーとなった "The New Book of Massage" "The Sensual Body" の監修者として主要な役割を果たした。

翻訳者：越智　由香（おち　ゆか）
大阪外国語大学イスパニア語学科卒業。訳書に『リフレクソロジー(NHシリーズ)』『タッチセラピー』『風水大百科事典』(いずれも産調出版)など。